经颅多普勒超声
入门与提高

Introduction and Improvement of Transcranial Doppler

主 编 黄艾华 王佳楠 张雄伟

编 者（以姓氏笔画为序）

王佳楠（火箭军总医院）

刘 浩（火箭军总医院）

孙东华（火箭军总医院）

何冬若（齐齐哈尔医学院附属第二医院）

张雄伟（火箭军总医院）

侯 备（火箭军总医院）

侯宝莲（火箭军总医院）

徐 芳（火箭军总医院）

徐春颖（北京市中西医结合医院）

徐亮禹（北京悦琦创通科技有限公司）

黄 玲（火箭军总医院）

黄艾华（火箭军总医院）

U0391899

人民卫生出版社

图书在版编目（CIP）数据

经颅多普勒超声入门与提高 /黄艾华，王佳楠，张雄伟主编.
—北京：人民卫生出版社，2018

ISBN 978-7-117-26084-8

Ⅰ.①经…　Ⅱ.①黄…②王…③张…　Ⅲ.①多普勒诊断仪 –
脑超声波检查　Ⅳ.① R651.104

中国版本图书馆 CIP 数据核字（2018）第 028609 号

人卫智网　**www.ipmph.com**　医学教育、学术、考试、健康，
　　　　　　　　　　　　　　　购书智慧智能综合服务平台
人卫官网　**www.pmph.com**　人卫官方资讯发布平台

版权所有，侵权必究！

经颅多普勒超声入门与提高

主　　编：黄艾华　王佳楠　张雄伟
出版发行：人民卫生出版社（中继线 010-59780011）
地　　址：北京市朝阳区潘家园南里 19 号
邮　　编：100021
E - mail：pmph @ pmph.com
购书热线：010-59787592　010-59787584　010-65264830
印　　刷：北京华联印刷有限公司
经　　销：新华书店
开　　本：889 × 1194　1/32　印张：6
字　　数：150 千字
版　　次：2018 年 3 月第 1 版　2024 年 2 月第 1 版第 12 次印刷
标准书号：ISBN 978-7-117-26084-8/R · 26085
定　　价：40.00 元

打击盗版举报电话：010-59787491　E-mail：WQ @ pmph.com
（凡属印装质量问题请与本社市场营销中心联系退换）

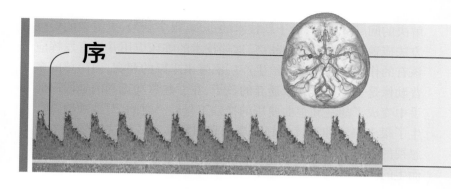

序

　　1803 年 11 月 29 日，在奥地利的萨尔茨堡(Salzburg)出生了一位改变脑血管病历史的人物克里斯蒂安·安德烈亚斯·多普勒(Christian Andreas Doppler)，这位后来成为世界知名的物理学家、数学家和天文学家的才子和医学并无任何关联。然而，在 1842 年，年仅 39 岁的多普勒推导出当波源和观察者有相对运动时，观察者接收到的波频会改变，这就是著名的多普勒现象。多普勒的原意是通过这一原理解释双星颜色的变化，然而他没有想到这个现象在天文学之外发挥了更大的效用。

　　辐射的波长因为波源和观测者的相对运动而产生变化。在运动的波源前面，波被压缩，波长变得较短，频率变得较高[蓝移(blue shift)]。在运动的波源后面，产生相反的效应，波长变得较长，频率变得较低[红移(red shift)]。波源的速度越高，所产生的效应越大。根据光波红/蓝移的程度，可以计算出波源循着观测方向运动的速度。恒星光谱线的位移显示恒星循着观测方向运动的速度。除非波源的速度非常接近光速，否则多普勒位移的程度一般都很小。所有波动现象(包括光波)都存在多普勒效应。

　　将多普勒效应用于医学诊断有很长的历史，在脑血管病诊断中，经颅多普勒超声的发明和应用是脑血管病诊断的一个创举，为临床带来的丰富脑血流及其调节的信息，解决了许多过去无法解决的问题。但是,由于新技术的进步,很多新的、更复杂的检查方法掩盖了经颅多普勒超声,这项技术的临床应用并没有发挥应该有的作用。高端设备给生产厂家带来丰厚的利润,而简单的多普勒像是一个被富人家遗弃的孩子,在一些急功近利的地段厂商手中变成了胡乱和歪曲使用的挣钱工具。一时间,对这项检查产生了很多误解和误读,因此,规范和回顾本真成为这个领域不能忽视的任务。呼吁更多的规范培训和教材,这本书就是为此应运而生的。

感谢国内一大批专家为经颅多普勒超声的公平地位做的不懈努力,感谢火箭军总医院神经内科各位同仁对这个领域的贡献,感谢作者这么多年的积累和不放弃,你们的努力才是对那位在这个世界上只生存短短49年的石匠的儿子最好的纪念。

王拥军
2017 年岁末于北京

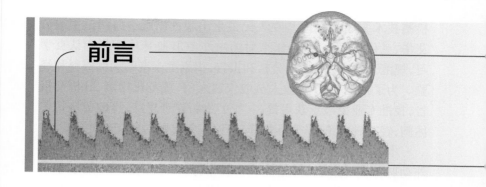

前言

　　在多模态影像评估技术高速发展的背景下,问世 35 年的经颅多普勒超声技术(transcranial Doppler,TCD)仍然在脑血管病诊治过程中占有一席之地,足见其可靠的临床应用价值。国内应用 TCD 近 30 年,现已普及到全国各级医院。遗憾的是,在应用 TCD 技术的医院中,能完整进行脑供血动脉狭窄 / 闭塞检测、侧支循环 / 窃血评估的医院很少,能充分利用 TCD 完成急诊、重症、颈动脉围手术期各种监测的医院更屈指可数。国内很多医院的 TCD 操作不规范,对血流速度增快或减慢的原因轻易给出错误解释,以及 TCD 报告中"脑供血不足"、"脑动脉硬化"和"脑血管痉挛"等错误结论十分普遍,甚至有些中小医院的 TCD 已成为赚钱的工具。可喜的是,近十年来在很多脑血管病和 TCD 专家的共同努力下,这种状况正在逐渐改进,认真学习和研究 TCD 的临床医师逐年增加,越来越多的神经内外科、神经介入科、重症医学科配备了 TCD 仪器,2016 年发布了《中国脑血管超声临床应用指南》,中国 TCD 技术的提高和发展指日可待。

　　本书主编之一张雄伟教授从事脑血管超声已 30 年,有丰富的 TCD 专业培训和教学经验,分别于 1993 年、2010 年、2015 年主编了《临床经颅多普勒超声学》、《外周动脉疾病无创血流动力学检测技术》和《脑动脉狭窄及侧支循环评估与解读 - 经颅多普勒检测技术》三部著作,均在人民卫生出版社出版。另两位主编黄艾华、王佳楠医生,十余年来对国内外 TCD 临床应用指南认真学习,规范 TCD 操作技术、分析和报告,积累了丰富的病例资料和经验。为了帮助 TCD 专业人员能快速入门,规范化检测、分析及报告,找准专业突破点获得提高,我们重新整理思路,打破传统写作体例,轻基础理论、重实际操作,历经一年多的时间完成此书。

本书共 2 篇 8 章。"入门篇"介绍了血流参数及仪器调节、颅外动脉检测、颅内动脉检测和 TCD 试验。"提高篇"介绍了 TCD 诊断脑供血动脉狭窄 / 闭塞及评估侧支循环、TCD 监测技术及其他临床应用、TCD 检测报告和 TCD 与人工智能。希望此书的出版能"帮 TCD 初学者入门,助有基础者提高"。

衷心感谢首都医科大学附属北京天坛医院王拥军教授一直关注国内 TCD 技术的发展,并为本书作序;感谢完成了大量临床检查并为本书的资料积累做了许多工作的神经内科、神经介入医学科、血管外科、重症医学科全体医技人员;感谢吴英杰设计师在本书绘图过程中做出的贡献。

由于受实践经验、理论水平与写作能力的限制,本书如有错误和不足之处,恳请读者和同仁批评指正。

黄艾华　王佳楠　张雄伟
2017 年 12 月于北京
火箭军总医院

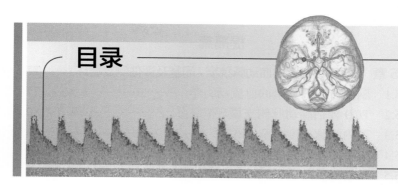

目录

入门篇

提高篇

入门篇

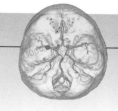

帮 TCD 初学者入门，助有基础者提高

1982 年，Rune Aaslid 及其同事将经颅多普勒超声（transcranial Doppler，TCD）应用于临床，随着应用领域的不断拓宽和 TCD 仪功能的不断发展，TCD 已成为研究脑血管病病因、发病机制、治疗观察和预后判断不可或缺的工具。如果您想学好这门技术，快速入门，请记住这八句口诀：

动脉解剖最重要，血流动力掌握牢，

血管检测要精准，血流参数分析好。

亲自上机要做到，各项试验不能少，

检测结论应客观，TCD 入门再提高。

第1章

血流参数及仪器调节

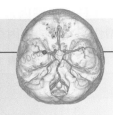

1.1 血流参数

1. 血流速度

血流速度指红细胞在血管管腔中流动的速度,单位 cm/s。血流速度包括收缩期峰值血流速度(systolic velocity,Vs)、舒张期血流速度(diastolic velocity,Vd)和平均血流速度(mean velocity,Vm)(图 1-1)。

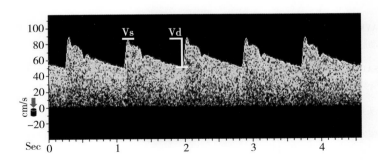

图 1-1 收缩期峰值血流速度(Vs)和舒张期血流速度(Vd),平均血流速度(Vm)=(Vs+Vd×2)/3

　　许多生理因素可导致血流速度的变化,见表 1-1。血流速度增快或减慢的原因很多,其血流特征各不相同,见表 1-2、表 1-3。

表 1-1　生理因素对血流速度的影响

生理因素	血流速度改变
年龄	6~10 岁期间血流速度增快,此后减低
性别	10 岁以后,血流速度女性高于男性
PCO_2	PCO_2 增高,血流速度增快
MAP	MAP 增高,血流速度增快
HCT	HCT 减低,血流速度增快

注:PCO_2:二氧化碳分压;MAP:平均动脉压;HCT:血细胞比容

表 1-2　血流速度增快的原因及血流特征

原因	血流特征
动脉狭窄	受检动脉局限性血流速度增快,频谱紊乱有涡流形成并伴有粗糙或高调杂音
侧支代偿	血流速度增快但频谱形态正常。见于某支动脉重度狭窄 / 闭塞后参与侧支循环形成的动脉,例如 ACA-A1 段、PCA-P1 段和 P2 段、BA 和 VA
AVM 供血动脉	血流速度明显增快,PI 指数 <0.5,血流频谱呈"高流速低阻力",多见于 MCA、ACA、PCA
SAH 后血管痉挛	颅内受检动脉血流速度非局限性增快,多见于 MCA、ACA、PCA。SAH 后 4~10 天为血管痉挛发生的高峰期,需动态监测
头痛	一支或几支动脉非局限性血流速度增快,需动态观察
颅外原因	全部颅内受检动脉非局限性血流速度增快,多见于重度贫血、甲状腺功能亢进等

注:AVM:动静脉畸形;ACA:大脑前动脉;PCA:大脑后动脉;BA:基底动脉;VA:椎动脉;MCA:大脑中动脉;PI:搏动指数;SAH:蛛网膜下腔出血

表1-3　血流速度减慢的原因及血流特征

原因	血流特征
近端动脉重度狭窄或闭塞	远端受检动脉出现"低流速低阻力"的低钝血流频谱,常见于一侧 ICA 起始段重度狭窄/闭塞后的同侧 ICA 虹吸部、TICA、MCA 和 ACA;BA 重度狭窄后的双侧 PCA
远端动脉重度狭窄或闭塞	近端受检动脉血流速度减慢,以舒张期血流速度减慢明显,搏动指数增高,呈"低流速高阻力"血流频谱。常见于 ICA 起始段重度狭窄/闭塞后的同侧 CCA
动脉发育不良	受检动脉血流速度减慢,血流频谱正常。多见于 ACA-A1 段、VA 颅内段和 PCA-P1 段
动脉次全闭塞	远段受检动脉探及多条血流信号,其中一条血流速度明显减慢,Vs<50cm/s,呈"低平血流信号",多见于 MCA-M1 段
SubA 窃血	VA 颅内段血流速度减慢,伴窃血频谱。多见于同侧 SubA 起始部重度狭窄/闭塞

注:ICA:颈内动脉;TICA:颈内动脉终末段;MCA:大脑中动脉;ACA:大脑前动脉;BA:基底动脉;CCA:颈总动脉;VA:椎动脉;PCA:大脑后动脉;SubA:锁骨下动脉;Vs:收缩期峰值血流速度

2. 搏动指数

搏动指数(pulsitility index,PI)是评价血管阻力及脑血流灌注状态高低的指标,计算公式:$PI=(Vs-Vd)/Vm$,颅内动脉 PI 正常参考值 0.65~1.1。搏动指数可反映脑血管的弹性或顺应性,主要受收缩期与舒张期的差值影响。收缩期与舒张期的差值增大,PI 指数增高,反映脑血管阻力增大、脑血流灌注下降;收缩期与舒张期的差值减小,PI 指数降低,反映脑血管阻力减低、动静脉短路、脑血流过度灌注等。正常情况下,颅内动脉远端阻力小,因此颅内动脉的搏动指数低于颅外动脉和外周动脉,见图 1-2。

年龄对搏动指数有影响,见图 1-3。常规 TCD 检测时搏动指数变化的原因及血流频谱特征,见表 1-4。

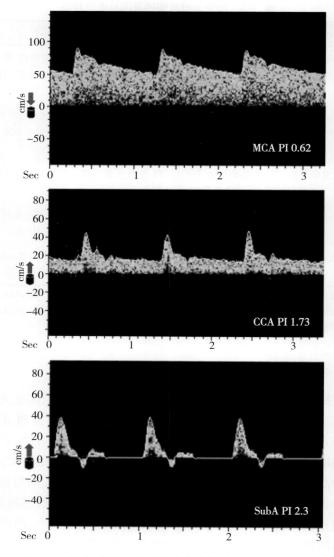

图 1-2　颅内、颅外及外周动脉血流频谱及搏动指数比较
MCA：大脑中动脉；CCA：颈总动脉；SubA：锁骨下动脉；PI：搏动指数

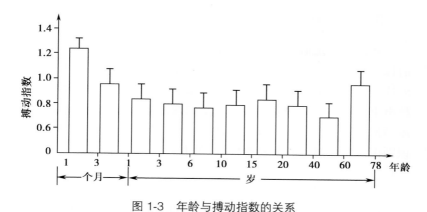

图 1-3 年龄与搏动指数的关系

表 1-4 常规 TCD 检测搏动指数变化的原因及血流频谱特征

搏动指数变化	原因	血流频谱特征
颅内受检动脉 PI 指数 >1.1	多见于老年及高血压患者,反映脑血管阻力增大	血流频谱呈高阻力型
受检动脉较对侧同名动脉 PI 指数增高,血流速度减慢	狭窄动脉近端血管血流改变,例如:ICA 严重狭窄或闭塞后同侧 CCA 血流改变	血流频谱呈"低流速高阻力"型
颅内受检动脉 PI 指数 <0.65,血流速度正常	不能确定	血流频谱呈低阻力型
颅内受检动脉较对侧同名动脉 PI 指数减低,血流速度减慢	狭窄动脉远端血管血流改变,例如:ICA/CCA 重度狭窄或闭塞后 MCA、ACA 的血流改变	血流频谱呈"低流速低阻力"型
颅内受检动脉 PI 指数 <0.5,血流速度明显增快	动静脉畸形(AVM)供血动脉	血流频谱呈"高流速低阻力"型

注:AVM:动静脉畸形;ACA:大脑前动脉;MCA:大脑中动脉;CCA:颈总动脉;ICA:颈内动脉;PI:搏动指数

3. 血流方向

血流方向是血管内红细胞相对于探头的运动方向,通常将朝向探头的血流信号定义为正向血流,血流频谱位于基线上方;背离探头的血流方向定义为负向血流,血流频谱位于基线下方;当超声束位于血管的分支处或血管走向弯曲时,可以检测到双向血流频谱。每一支动脉均有其正常的血流方向,因此血流方向也是识别正常颅内血管的重要参数,见图 1-4。

4. 血流频谱

血流频谱反映血液在血管内流动的状态,也反映了血管阻力及脑血流灌注状态的高低,是判断颅内外动脉血流动力学正常与否的重要指标之一。正常 TCD 频谱的外周形态近似直角三角形,占据一个心动周期(收缩期和舒张期),收缩期有两个峰,即收缩 1 峰和收缩 2 峰(S1 峰和 S2 峰),S1 峰 >S2 峰,S2 峰之后为舒张峰(D 峰)。正常情况下,血液在血管内流动呈规律的层流状态,处于血管中央的红细胞流动最快,周边逐渐减慢。因此,正常频谱周边显示为明亮的(如红色或粉黄色)色彩以表明流速高的细胞运动状态,中间接近基线水平为相对低流速状态,显示为蓝色"频窗"的层流频谱,见图 1-5。

病理状况下,血流失去正常层流状态时,血流频谱形态也会发生相应的改变,见表 1-5,见图 1-6。

5. 声频信号

超声波探测流动的血液时所采集到的声音称为声频信号。多普勒的声频信号反映了血流的特征,音调的高低取决于频率的高低,而声音的强度反映信号振幅的大小。声频信号分为正常声频和杂音,正常声频信号比较柔和,杂音信号强度往往比正常声频信号强,听起来像在血流信号的基础上又附加有额外音,血流

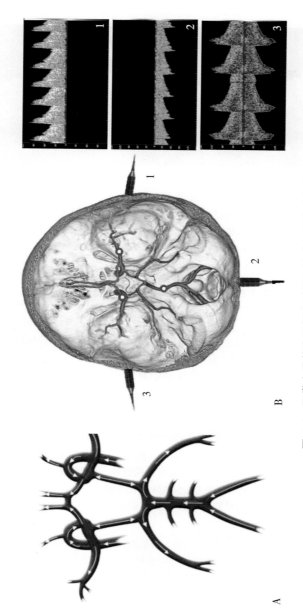

图 1-4　正常生理状态下颅内动脉血流方向及血流频谱

(A) 正常生理状态下，颅内动脉血流方向；(B) 血流方向朝向探头为正向，血流频谱位于基线上方 (1)；血流方向背离探头为负向，频谱位于基线下方 (2)；血管的分支处或血管走向弯曲时，可检测到双向血流频谱 (3)

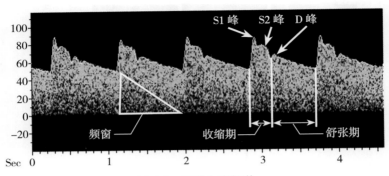

图 1-5　正常血流频谱

正常 TCD 频谱的外周形态近似直角三角形,占据一个心动周期(收缩期和舒张期);收缩期有两个峰,即收缩 1 峰和收缩 2 峰(S1 峰和 S2 峰),S1 峰 >S2 峰,S2 峰之后为舒张峰(D 峰)。靠近基线有一类三角形蓝色区域为"频窗"

表 1-5　异常血流频谱特征及原因

异常血流频谱	血流频谱特征	原因
涡流频谱	基线两侧对称出现高声强红色团状信号;局限于收缩期,有时可延长至舒张早期,伴低调粗糙杂音(踩雪声)	动脉狭窄后血流改变
湍流频谱	基线一侧的频窗消失,完全被红色的高强信号所充填,仅局限于收缩期,可与涡流信号同时存在,伴粗糙杂音	动脉狭窄处血流改变
短弧线频谱	基线两侧对称出现,常以一侧为主,一条或多条红色高强度短弧线信号,多数出现于收缩期,少数情况收缩期和舒张期早期均可出现,伴高调乐音杂音	高流速血流撞击血管壁所致
长弧线频谱	基线两侧对称出现,多条彩色高强度长弧线信号,远离基线的信号减弱,出现于整个心动周期中,伴高调乐音杂音	高流速血流撞击血管壁所致

续表

异常血流频谱	血流频谱特征	原因
线条样频谱	基线两侧对称出现,常以一侧为主,一条或多条彩色高强度线条信号,出现于收缩期或整个心动周期中,伴高调乐音杂音	高流速血流撞击血管壁所致
峰形圆钝频谱	S1、S2 峰融合成圆钝形,达峰时间延迟,血流速度多较对侧同名动脉减慢	狭窄远端动脉血流改变所致
低流速高阻力频谱	血流速度减慢,舒张期流速减慢显著,PI 指数增高	狭窄近端血流改变
高阻力频谱	收缩峰高尖,舒张期末期流速下降大于收缩期流速一半,PI 指数增高,血流速度正常	多见于老年及高血压患者,可能为脑血管阻力增大所致
峰时延迟频谱	收缩峰倾斜,S2 峰 >S1 峰,两峰多融合为单峰,达峰时间延迟	多见于老年患者,可能为血管弹性减退所致
高流速低阻力频谱	血流速度明显增快,舒张期流速增快显著,PI 指数明显降低	动静脉畸形或颈内动脉海绵窦瘘中供血动脉血流改变
窃血频谱	收缩峰切迹或收缩峰反向	锁骨下动脉狭窄后同侧椎动脉血流改变

注:表中所列异常血流频谱不包括颅高压、脑死亡血流频谱

信号与杂音信号在声强、频率有明显差异时,这种感觉会更为明显。杂音分为两大类,即乐音性杂音和噪音性杂音。乐音性杂音是高速血流产生周期性漩涡所致,频带窄,有时可伴有谐音,音调较高,音色圆润,似"海鸥鸣"。噪音性杂音是较高速血流产生不规则漩涡喷射所致,频带宽,音调较低,音色粗糙,似靴子踩雪声。

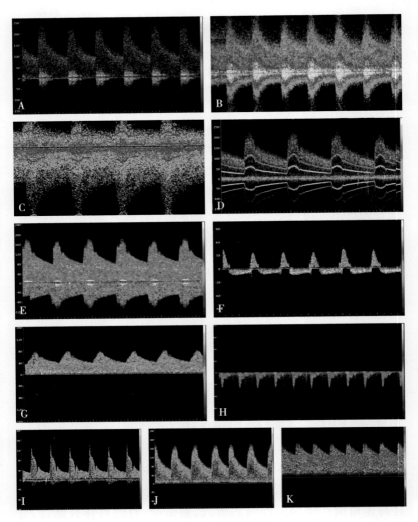

图 1-6　异常血流频谱

(A)涡流频谱;(B)湍流频谱;(C)短弧线频谱;(D)长弧线频谱;(E)线条样频谱;(F)窃血频谱;(G)峰形圆钝频谱;(H)低流速高阻力频谱;(I)高阻力频谱;(J)峰时延迟频谱;(K)高流速低阻力频谱

1.2　仪器调节

1. 功率

功率是指仪器输出的功率,增大功率可以增强超声波的穿透能力,但同时也限制了超声波的探测深度。每台仪器的输出功率都有一定的可调范围,经颞窗及枕窗检查开始时可将功率调至最大(输出功率100%,但不要超过720mW),这样可以很容易采集到血流信号。若血流信号强度高,就应减小输出功率,使患者的超声曝光量降低到最小,因此不能为了追求完美信号而总将输出功率调至最大。眼窗检测时为了保护眼球,要将输出功率降至5%~10%。其他部位血管检测时均使用正常范围的输出功率。输出功率会随取样容积、标尺的增加而增加。

2. 增益

增益是指全屏信号的显示强度。每台仪器增益都有一定的可调范围,调高增益则血流信号与背景信号均增强,调低增益则血流信号与背景信号均减弱。常规检测时要选择合适的增益,即血流信号清晰,背景信号干扰小。检测时不必频繁调整增益,选择固定的合适增益,可以节约检测时间。当颞窗透声欠佳,血流信号减弱时可以通过调大增益来增加血流信号的检出率。

3. 取样容积

取样容积是指脉冲超声波在某一深度所探测到的血流信号范围,单位 mm。TCD仪器常规检测时取样容积范围在12~15mm,栓子监测时的取样容积范围在6~10mm。取样容积大,在该深度检测到的血流范围也大,但过大的取样容积会导致接收血管周围的杂音信号增加；取样容积小，则在该深度检测到的血流范围也小，过小的取样容积会导致不能完整地接收整个截面积的血流，甚至不容易找到血流信号；因此为获得最佳频谱效果，要将取样容积调整至合适。常规检测一般不需要经常调节取样容积，可固定取样容积。但当颞窗透声欠佳时，可以通过调大取样容积来增加血流信号的检出率。微栓子监测时可减小取样容积。

4. 取样深度

取样深度是指探头与检测动脉之间的距离，是使用脉冲探头检测动脉时重要的调节参数。血管的解剖位置与长度决定了该血管的探测深度范围，颅内动脉的取样深度各有不同。任何 TCD 仪都有一定的深度检测范围，检测时不能一味地增加深度而忽略了对最大速度的检测能力，深度增加到一定范围时，最大速度的可测范围将会随之缩小，因此在检测某支高流速动脉的血流信号时，即使在其深度检测范围内，达到一定深度后不能再增加深度，否则仪器会自动将速度标尺缩小，这也是 TCD 仪无法克服的内在缺陷。

5. 标尺

血流速度标尺是指纵坐标的血流速度刻度比例尺，单位 cm/s，用来缩小或放大血流速度显示方式。标尺缩小，最大血流速度的测量值减小；标尺增大，最大血流速度的测量值增大。因此，检测时可根据血流速度调整合适的标尺，遇到低流速时，采用小标尺；遇高流速时加大标尺，避免"倒挂现象"。标尺的调节与输出功率相关，标尺调大则输出功率增加，标尺调小则输出功率随之变小。血流速度标尺的调节也会影响到检测深度，即标尺缩小，深度范围增大；标尺加大，深度范围缩小。

6. 基线

基线是指频谱中间的零位线,常规放置在屏幕的中间以便显示双侧血流频谱信号。操作者可根据血流速度增快的程度,上下移动基线位置。如果正向血流速度较高,且收缩峰不能在屏幕上完整显示,出现收缩峰部分翻转至基线下方产生重叠(倒挂现象)时,可以适当降低基线;而负向血流速度高时,则可适当提高基线。基线调节要配合血流速度标尺的调节来完成。

7. 包络线与扫描速度

包络线是指勾画频谱形态的曲线。通常分为上包络、下包络、全包络 3 种。有了包络线可以使血流速度、搏动指数测量更为准确,但对血流信号弱的频谱,包络线往往包络位置不准确,从而导致血流速度及搏动指数测量错误,需去除包络线后人工再次测量矫正。扫描速度是指屏幕上频谱数目的多少。扫描速度快则频谱数量多,扫描速度慢则频谱数目少。在进行某些试验时可通过调节扫描速度来观察血流变化的趋势。

1.3　M-模应用

M-模(power motion mode Doppler,PMD)是 TCD 的辅助检测技术,主要用于脉冲式探头的常规检测及监测。M-模可同时显示几厘米深度内颅内动脉的血流信号和方向。纵坐标是深度,横坐标是时间,设定血流方向朝向探头为红色,血流方向背离探头为蓝色,颜色越明亮代表血流速度越快,颜色越暗淡代表血流速度越慢。红色或蓝色带的宽度表示该支动脉的检测深度范围,见图 1-7。目前此技术在临床上主要有五方面用途:①在常规 TCD 检测中,帮助快速寻找声窗和识别血管;②在微栓子监测中,显示微栓子高强度信号的轨迹;③在血流异常检测中,判断涡流及

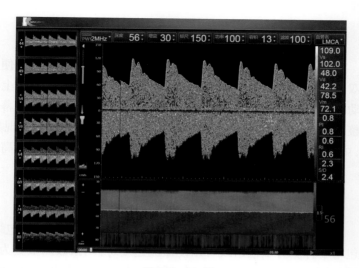

图 1-7　M- 模

界面左侧为同时检测的 8 深度血流频谱,界面下方为 M- 模多深度彩色血流带(血流方向朝向探头的血流信号为红色,血流方向背离探头的血流信号为蓝色),界面上方为取样深度 56mm 处的血流频谱

窃血情况;④评估侧支循环;⑤用于急性缺血性卒中溶栓的监测过程。

1. 常规 TCD 检测帮助快速寻找声窗和识别血管

由于 M- 模能够提供多深度血流信号强度和血流方向,因此在某个固定位置及探头方向的情况下可以获得该位置所有的血流信息,发现该位置有一条或多条同方向或不同方向的血流信号,并且可以显示血流速度最高位于哪个深度。寻找声窗和识别血管不再依靠单一深度的频谱,操作者可以同时评价在 M- 模上显示的多深度彩色血流带,并且可以挑选靶血管显示最佳的声窗,见图 1-7。M- 模的应用使 TCD 操作更加快捷方便,即使是一位无经验的操作者也能顺利地找到声窗和识别血管。

2. 微栓子监测中的应用

由于 M- 模能够提供多深度血流信息,因此被用于脑循环中微栓子监测。M- 模有助于微栓子信号的识别和与伪差高强度信号的鉴别,微栓子信号在 TCD 血流图上表现为高强度、单方向、短时程信号,在 M- 模上的表现为高强度、多深度彩色血流带上呈现一有斜度的高强度轨迹,倾斜的轨迹是栓子信号在不同深度存在时间差所形成,而伪差信号没有时间差,在 M- 模上也没有斜行的高强度轨迹,见图 1-8。

3. 异常血流检测中的应用

M- 模能同时显示颅内动脉多深度的不同方向血流信号(血流方向朝向探头的血流信号为红色,血流方向背离探头的血流信号为蓝色),当血流动力学及血流方向发生改变时,M- 模也随之发生变化。正常的椎动脉在 M- 模上为蓝色的血流带,当椎动脉 Ⅱ 期窃血时,M- 模表现为在蓝色的血流带上出现红色的竖条;椎动脉 Ⅲ 期窃血时,M- 模表现为本应蓝色的血流带变成了红色。M-膜上血流带的颜色可以代表血流速度的快慢,正常流速时,血流带为均匀的红色或蓝色,当血流速度增快形成涡流时,M- 模上的血流带出现条状的高亮信号,当血流形成湍流时,条状的高亮信号会更强更大,见图 1-9。

4. 侧支循环评估中的应用

M- 模能同时显示颅内动脉多深度的血流信号方向(血流方向朝向探头的血流信号为红色,血流方向背离探头的血流信号为蓝色),因此可用于侧支循环的评估,见图 1-10。

5. 急性缺血性卒中溶栓监测中的应用

急性缺血性卒中溶栓前的急诊 TCD 检查主要用于确定闭塞

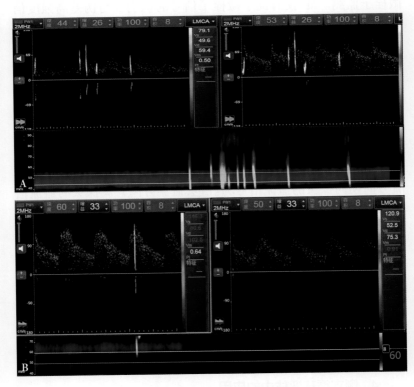

图 1-8　微栓子监测的血流频谱和 M- 模

（A）血流频谱显示多个微栓子高声强信号, 微栓子高声强信号在 M- 模多深度彩色血流带上呈现一有斜度的高强度轨迹;(B)血流频谱上显示伪迹信号,仅在单深度血流频谱上显示,M- 模血流带上为无斜度高强度轨迹

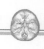

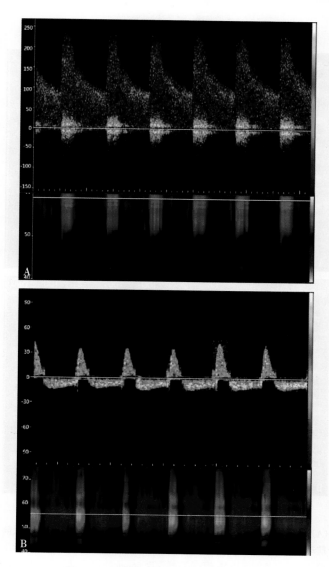

图 1-9 异常血流检测时 M- 模的表现

（A）涡流时，M- 模表现为在红色的血流带出现高亮信号；（B）椎动脉Ⅱ期窃血时，M- 模表现为在蓝色的血流带上出现红色的竖条

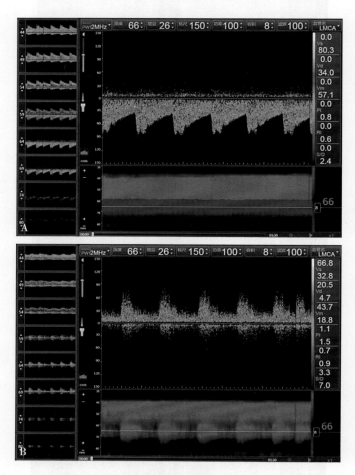

图 1-10　侧支循环评估的血流频谱和 M- 模
（A）常规 TCD 检测的血流频谱和 M- 模：在取样深度 66mm 处，左侧大脑
前动脉血流为负向，多深度彩色血流带显示为蓝色；（B）左侧颈总动脉压
迫试验的血流频谱和 M- 模：在取样深度 66mm 处，左侧大脑前动脉血流
方向逆转为正向，多深度彩色血流带由蓝色转为红色

的动脉、部位和残余血流情况。急诊 TCD 与常规 TCD 检测不同，强调的是"快"，必须在最短的时间内完成检测，以缩短从发病到开始溶栓治疗的时间。因此，M-模血流检测技术即显示出其优势性。由于大多数溶栓患者为大脑中动脉闭塞性病变，故应使用单通道(2MHz 探头)、具有 8 深度和 M-模血流检测功能的 TCD 仪，可将最小深度设置为 30mm，每 5mm 为一个步阶，这样可以同时显示 30~65mm 深度的血流频谱信号，即同时检测到大脑中动脉 M2 段至大脑中动脉近段血流信号，能以最快的速度完成急诊检测。在溶栓治疗过程中，采用 M-模技术监测可同时显示多深度大脑中动脉血流信息，为临床快速、准确地评估血管是否再通及再通程度提供客观依据。

（黄艾华 张雄伟 徐春颖）

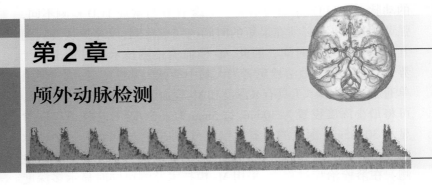

第2章

颅外动脉检测

2.1　常规颅外动脉检测

TCD 主要用于颅内动脉检测,但多年临床实践证明采用 TCD 仅做颅内动脉,不做颅外动脉是错误的。在颅内外动脉重度狭窄/闭塞的情况下,很多复杂的血流动力学改变解释不清。因此,常规进行颅外动脉检测非常重要,不仅可以发现颅外动脉狭窄性病变,且对狭窄病变所造成的血流动力学变化进行综合分析和解释至关重要。

选用 4MHz/8MHz 连续式探头在锁骨上窝及颈部检测。常规检测锁骨下动脉(subclavian artery,SubA)远段、颈总动脉(common carotid artery,CCA)、颈内动脉颅外段(external internal carotid artery,EICA)、颈外动脉(external carotid artery,ECA)起始段,见图2-1。

1. 锁骨下动脉检测及分析

(1) 解剖特征:左侧 SubA 直接起自主动脉弓,全长约 8.54cm;右侧 SubA 直接起自头臂干,全长约 7.08cm。按其走行特点分为3 段:居前斜角肌内侧的为第一段,前斜角肌后方的为第二段,前斜角肌外侧的为第三段。SubA 管径在起始处约 0.97cm,末端约0.71cm。TCD 常规检测 SubA 中远段血流信号。

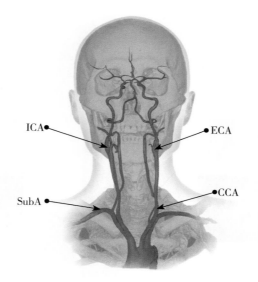

图 2-1　常规检测的颅外动脉

　　锁骨下动脉变异：右侧 SubA 由主动脉弓直接发出。

　　(2) **检测部位**：锁骨上窝，胸锁乳突肌外侧。

　　(3) **探头角度**：近段朝向下内，远段朝向肩部。

　　(4) **血流方向**：近段血流朝向探头，血流频谱向上；远段血流背离探头，血流频谱向下。

　　(5) **检测方法及注意点**：受检者取仰卧位，探头置于锁骨上窝，探头方向朝下，倾斜约 70°~80°，超声束方向指向胸骨，可检测到血流方向朝向探头的 SubA 近、中段血流信号；将探头向外移，并将探头方向朝向肩部，可以检测到血流方向背离探头的 SubA 远段血流信号。调整探头角度使血流信号清晰，寻找最高流速，见图 2-2。

　　注意点：①SubA 血流频谱是典型的外周动脉血流频谱形态：收缩峰高尖，舒张早期血流反向，PI 指数高；②SubA 检测时应进行同部位两侧比较，比较后确定流速、PI 指数及血流频谱是否异常；③左侧 SubA 起始部位置较深，是 TCD 检测盲区，故高流速伴涡

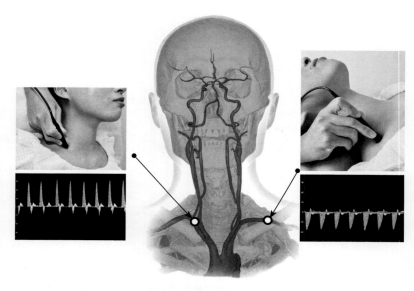

图 2-2　锁骨下动脉解剖特征、检测方法及血流频谱

锁骨下动脉近中段检测时选择 4MHz 探头放置于锁骨上窝,胸锁乳突肌外侧,探头向下,可检测到朝向探头的近中段血流信号;探头向下,向外侧偏斜,可检测到背离探头的远段血流信号

流频谱的典型狭窄血流改变难以检出;④SubA 远段血流频谱的改变对判断起始段有无中 - 重度狭窄 / 闭塞及窃血量大小尤为重要。

(6) 血流参数异常的病理意义:右侧 SubA 起始段血流速度增快,涡流伴杂音提示中 - 重度狭窄,左侧 SubA 起始段很难探及典型狭窄血流信号。SubA 远段血流速度及 PI 指数较对侧 SubA 减低、血流频谱形态异常,其病理意义为同侧 SubA 起始段中 - 重度狭窄 / 闭塞。

2. 颈总动脉检测及分析

(1) **解剖特征**:左侧 CCA 直接起自主动脉弓,右侧 CCA 由头臂干发出,多在 C4 水平分为 ICA 和 ECA。CCA 全程没有分支。

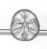

TCD 能检测到部分长度的 CCA。

　　(2) 检测部位：锁骨上窝,胸锁乳突肌内侧。

　　(3) 探头角度：先向下,后向上。

　　(4) 血流方向：近段血流朝向探头,血流频谱向上;远段血流背离探头,血流频谱向下。

　　(5) 检测方法及注意点：探头置于锁骨上窝,胸锁乳突肌内侧,探头方向朝下先检测 CCA 近段,然后掉转探头方向朝向头部,声束与血管夹角小于 45°,从近段向远段滑动探测,直至探测到颈动脉分叉处,完成 CCA 全长检测,也可以做点式检测。血流方向与探头方向有关,探头方向朝下时血流频谱为正向;探头方向朝向头部时血流频谱为负向,见图 2-3。

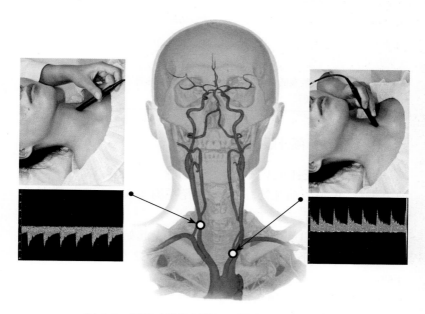

图 2-3　颈总动脉解剖特征、检测方法及血流频谱

检测颈总动脉远端时,探头向上,血流频谱位于基线下方;检测颈总动脉近端,探头向下,血流频谱位于基线上方。颈总动脉血流频谱介于颈内动脉与颈外动脉之间

注意点:① CCA 血流既供应颅内又供应颅外血管,所以血流频谱形态介于 ICA 颅外段和 ECA 之间,其 PI 指数高于 ICA 低于 ECA;② CCA 检测时应进行同部位两侧比较,比较后确定流速、PI 指数及血流频谱是否异常;③左侧 CCA 起始部位置较深,是 TCD 检测的盲区,故高流速伴涡流频谱的典型狭窄血流改变难以检出;④ CCA 中远段血流频谱的改变对判断起始段有无重度狭窄尤为重要。

(6) **血流参数异常的病理意义**:CCA 血流参数异常的病理意义,见表 2-1。

表 2-1　颈总动脉血流参数异常的病理意义

血流参数异常	病理意义
血流速度增快,伴涡流频谱及杂音	为该动脉本身狭窄
血流速度减慢,PI 指数增高(与对侧同名动脉比较)	同侧颈内动脉重度狭窄/闭塞
血流速度减慢,PI 指数减低(与对侧同名动脉比较)	同侧颈总动脉起始部/头臂干重度狭窄

3. 颈内动脉颅外段检测及分析

(1) **解剖特征**:EICA 又称为颈内动脉颈段,起自 CCA 分叉处,向上走行,止于颈动脉管。EICA 管径平均 4~5mm。TCD 能检测部分长度的 EICA。

EICA 变异:①约 66% 受检者的 EICA 起始处在 C4 水平,但约 16% 在 C5 水平,16% 在 C3 水平,1% 在 C2 水平;②EICA 走行迂曲。

(2) **检测部位**:下颌角水平。

(3) **探头角度**:向后外侧。

(4) **血流方向**:背离探头,血流频谱向下。

(5) **检测方法及注意点**:选用 4MHz 连续式探头,置于下颌角水平(颈动脉分叉处),将声束朝向后外侧,即可探测到负向、低阻力型 EICA 起始部血流信号,调整探头角度使血流信号清晰,寻找最高流速度,见图 2-4。疑诊 EICA 狭窄病变时,可选用 2MHz 或 4MHz 脉冲式探头追踪检测 EICA 远段血流信号,取样深度为 30~60mm。

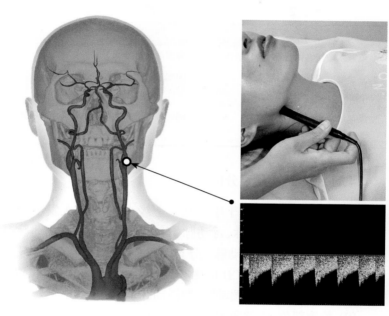

图 2-4　颈内动脉颅外段解剖特征、检测方法及血流频谱

检测颈内动脉颅外段时,选择 4MHz 探头放置下颌角下方,探头向上,向外侧偏斜,可检测到负向、低阻力血流频谱

　　注意点:① EICA 检测时要注意起始点的位置;②老年受检者 EICA 起始部的血管阻力较高,可以通过颞浅动脉敲击试验与 ECA 进行区别,敲击颞浅动脉后,ECA 出现明显深大的锯齿样波动,而 EICA 不出现波动;③ EICA 起始部闭塞时探不到血流信号,但要避免将位于颈内动脉后方的椎动脉误认为颈内动脉,需要认

真识别;④有时狭窄或闭塞的部位在起始段稍靠上,起始段检出的血流频谱为低流速高阻力,此时应采用2MHz或4MHz脉冲式探头对EICA血流追踪检测。

(6) **血流参数异常的病理意义**:EICA血流速度异常的病理意义,见表2-2。

表2-2 颈内动脉颅外段血流参数异常的病理意义

血流参数异常	病理意义
血流速度增快,伴涡流频谱及杂音	为该动脉本身狭窄
血流速度减慢,PI指数增高(与对侧同名动脉比较)	同侧颈内动脉远段重度狭窄或闭塞
血流速度减慢,PI指数减低(与对侧同名动脉比较)	同侧颈总动脉起始部/头臂干重度狭窄

4. 颈外动脉检测及分析

(1) **解剖特征**:ECA于甲状软骨上缘水平从CCA发出,分为八大分支(甲状腺上动脉、舌动脉、面动脉、咽升动脉、枕动脉、耳后动脉、上颌动脉、颞浅动脉),分布于颈前部、面部及颅部(颅骨、硬脑膜及皮肤)。常规TCD检测ECA起始部,必要时可根据需求检测面动脉、枕动脉、上颌动脉、颞浅动脉。

(2) **检测部位**:下颌角水平。

(3) **探头角度**:向前内侧。

(4) **血流方向**:背离探头,血流频谱向下。

(5) **检测方法及注意点**:探头置于下颌角水平(颈动脉分叉处),将声束朝向前内侧,即可探测到负向、高阻力型ECA血流信号,见图2-5。

注意点:①ECA为高阻力血流频谱,PI指数高;②ECA与EICA探头位置相同,但角度不同,应注意区别;③CCA闭塞时,ECA血流方向逆转,呈正向血流频谱,PI指数减低。

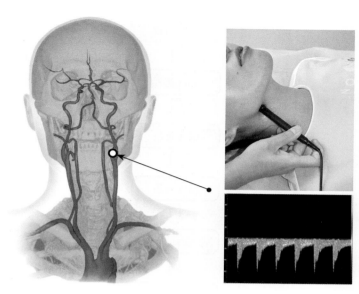

图 2-5　颈外动脉解剖特征、检测方法及血流频谱

检测颈外动脉起始部时,选择 4MHz 探头放置下颌角下方,探头向上,向内侧偏斜,可检测到负向、高阻力血流频谱

(6) 血流参数异常的病理意义: ECA 起始部血流参数异常的病理意义,见表 2-3。

表 2-3　颈外动脉血流参数异常的病理意义

血流参数异常	病理意义
血流速度增快	(1) 血流速度增快,伴涡流频谱及杂音为该动脉本身狭窄 (2) 代偿性血流速度增快
血流方向逆转,PI 指数减低	同侧 CCA 重度狭窄 / 闭塞

5. 常规颅外动脉检测步骤

常规颅外动脉检测步骤见图 2-6。

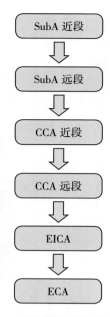

图 2-6　常规颅外动脉检测步骤

2.2　特殊颅外动脉检测

根据临床及侧支循环/窃血评估的需求,TCD 选用 4MHz/8MHz 连续式探头可对以下颅外及上肢动脉进行特殊检测:椎动脉起始段(proximal segment of vertebral,VApro)、椎动脉脊椎外段(atlas segment of vertebral artery,VAatlas)、滑车上动脉(supratrochlear artery,StrA)、枕动脉(occipital artery,OcA)、颞浅动脉(superficial temporalis artery,STA)、肱动脉(brachial artery,BrA)、桡动脉(radial artery,RA)。

1. 椎动脉 V1 段、V3 段检测及分析

(1) **解剖特征**:两侧 VA 分别起自于 SubA,按其走行特点分

为4段：起始段或颅外段（VA-V1段）自起始处，至进入第6颈椎横突孔前；横突孔段（VA-V2段）自第6颈椎横突孔起，至进入寰椎横突孔止；脊椎外段（VA-V3段）又称寰枢段，自寰椎横突孔穿出处起，至穿破硬脑膜处止；硬膜内段（VA-V4段）又称颅内段，自穿破硬脑膜处起，至汇合基底动脉前，见图2-7。VA-V1段长度约3.0~4.6cm，直径约3.4~5.1mm；VA-V3段长度约3.6~4.2cm，直径约2.2~3.7mm。

椎动脉变异：左侧VA由主动脉弓直接发出。双侧VA管径不对称，通常左侧大于右侧，左侧椎动脉直径平均3.4mm，右侧椎动脉直径平均3.1mm。经CDFI检查，管径小于对侧50%以上，或管径≤2.5mm定义为椎动脉发育不良。

（2）**检测部位**：VA-V1段在锁骨上窝，VA-V3段在耳后乳突下。

（3）**探头角度**：VA-V1段向内下，VA-V3段向上向内。

（4）**血流方向**：VA-V1段朝向探头，血流频谱向上；VA-V3段朝向/背离探头，血流频谱向上/向下。

（5）**检测方法及注意点**：选用4MHz连续式探头，置于锁骨上窝，探头方向朝下，在检测到锁骨下动脉近段后将探头稍向上向内提起，可检测到血流方向朝向探头的VA-V1段血流信号，血流频谱与VA-V4段相似，但PI指数较VA-V4段增高。检测VA-V3段时患者头部偏向对侧，将4MHz探头置于乳突正下或后下处，超声束方向内指向同侧眼睛，可检测到朝向/背离探头的血流信号，血流频谱与椎动脉V4段相似。调整探头角度使血流信号清晰，寻找最高流速度，见图2-7。

注意点：①TCD检测VA-V1段非常困难，尤其是左侧。由于VA-V1段PI指数增高，血流频谱易与同侧的CCA相混淆。②VA-V3段检测时探头不能向前滑动，否则容易检测到同侧EICA。

（6）**血流参数异常的病理意义**：疑诊VA、SubA、CCA重度狭

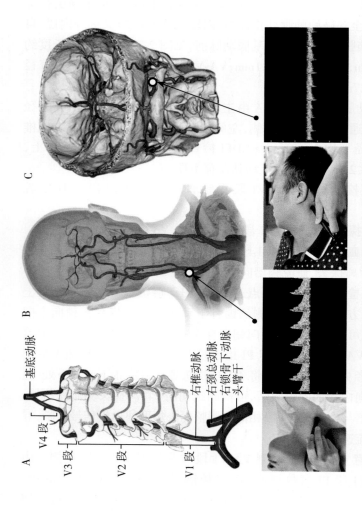

图 2-7 椎动脉 V1 段、V3 段解剖特征、检测方法及血流频谱

(A) 椎动脉分段;(B) 检测椎动脉 V1 段时,选择 4MHz 探头朝下置于锁骨上窝,可以检测到正向,稍高阻力血流频谱;(C) 检测椎动脉 V3 段时,选择 4MHz 探头朝上置于乳突下方,可以检测到负向,低阻力血流频谱

窄/闭塞患者,可行 VA-V1 段、VA-V3 段检测,其血流参数异常的病理意义,见表 2-4。

表 2-4　VA-V1 段、VA-V3 段血流参数异常的病理意义

血流参数异常	病理意义
VA-V1 段血流速度增快	血流速度增快,伴涡流频谱及杂音为该动脉本身狭窄
VA-V3 段血流速度增快	代偿性血流速度增快
VA-V3 段血流速度减慢	(1) 血流速度减慢,伴 PI 指数减低为同侧 VA-V1 段血管狭窄
	(2) 血流速度减慢,伴 PI 指数增高为同侧 VA-V4 段血管狭窄
	(3) 血流速度减慢,呈窃血频谱为同侧 SubA、VA-V1 段狭窄

注:VA-V1 段:椎动脉 V1 段;VA-V3 段:椎动脉 V3 段;VA-V4 段:椎动脉 V4 段;SubA:锁骨下动脉

2. 滑车上动脉检测及分析

（1）**解剖特征**:StrA 是眼动脉终支之一,经眶上内侧缘离眶,分布附近皮肤、肌肉和颅骨骨膜。TCD 经眼窗可以检测 StrA 血流信号。

（2）**检测部位**:眼眶内侧,内眦上方。

（3）**探头角度**:垂直。

（4）**血流方向**:朝向探头,血流频谱向上。

（5）**检测方法及注意点**:嘱受检者闭眼,选用 4MHz 连续式探头,垂直置于眼眶内侧,探头方向朝下,可检测到血流方向朝向探头的 StrA 血流信号,调整探头角度使血流信号清晰,见图 2-8。

注意点:①检测前超声功率值调至 5%~10%;②StrA 为高阻力血流频谱,PI 指数高,血流方向朝向探头;③通过颈外动脉分支压迫试验可判断 ECA-OA 吻合情况,单手持探头检测对侧的 StrA,另外一只手可以行面动脉、颞浅动脉同时压迫,若 StrA 血流

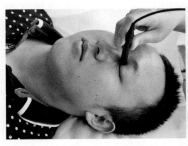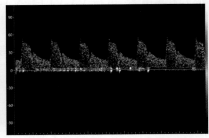

图 2-8　滑车上动脉解剖特征、检测方法及血流频谱

检测滑车上动脉时,选择 4MHz 探头朝下置于内眦上,可以检测到正向、高阻力血流频谱

速度增快,证明存在 ECA-OA 分支动脉吻合,反之则不存在。

(6) **血流参数异常的病理意义**:疑诊 OA 发出之前的颈内动脉重度狭窄 / 闭塞患者,可行 StrA 检测。StrA 血流方向逆转、PI 指数较对侧同名动脉减低,血流速度代偿性增快,其病理意义为同侧 OA 发出之前颈内动脉重度狭窄 / 闭塞。

3. 枕动脉检测及分析

(1) **解剖特征**:OcA 在颈外动脉起点上约 2cm 处向后发出,走行于乳突内侧的枕动脉沟内,最后穿过斜方肌与胸锁乳突肌止点间的筋膜,分布于头皮浅筋膜内。

(2) **检测部位**:耳后乳突前下处。

(3) **探头角度**:向后 / 向前。

(4) **血流方向**:探头向后,血流频谱向下;探头向前,血流频谱向上。

(5) **检测方法及注意点**:受检者头部偏向对侧,选用 4MHz 连续式探头,置于耳后乳突前下处,探头方向朝上,倾斜约 35°~45°,超声束方向指向同侧眼睛,可检测到血流方向朝向探头的 OcA 血流信号,调整探头角度使血流信号清晰,见图 2-9。

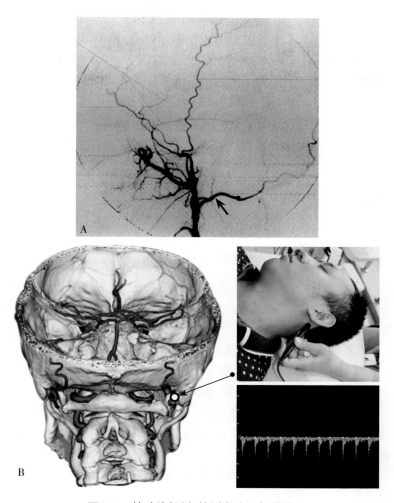

图 2-9 枕动脉解剖、检测方法及频谱特征

(A)DSA 显示枕动脉;(B)枕窗检测时枕动脉的位置,检测枕动脉时选择 4MHz 探头朝上置于乳突下方,可以检测到背离探头的枕动脉血流信号

注意点：① OcA 血流方向与探头角度相关,探头向前,血流方向向上或双向,探头向后,血流方向向下,多数检测时选择探头朝向前上方;② OcA 为高阻力血流频谱,PI 指数高。

(6) **血流参数异常的病理意义**:疑诊 CCA、VA、SubA 重度狭窄／闭塞患者,可行 OcA 检测。其血流参数异常的病理意义,见表 2-5。

表 2-5　枕动脉血流参数异常的病理意义

血流参数异常	病理意义
代偿性血流速度增快	同侧 VA-V1 段／SubA 重度狭窄或闭塞可能
血流方向逆转,PI 指数减低	同侧颈总动脉重度狭窄／闭塞可能

注:VA-V1 段:椎动脉 V1 段;SubA:锁骨下动脉

4. 颞浅动脉检测及分析

(1) **解剖特征**:STA 是颈外动脉的一终支,起始于下颌颈后方,向上经颞骨颧突根后方上行约 5cm 处分成额支、顶支,见图 2-10。

(2) **检测部位**:STA 于耳屏前颞浅动脉搏动处检测。

(3) **探头角度**:倾斜约 30°。

(4) **血流方向**:背离探头,血流频谱向下。

(5) **检测方法及注意点**:选用 4MHz 连续式探头,稍倾斜置于耳屏前颞浅动脉搏动处,可检测到血流频谱为负向／双向的 STA 血流信号。

(6) **血流参数异常的病理意义**:疑诊 OA 发出之前的颈内动脉重度狭窄／闭塞患者,可行 STA 检测。STA 血流速度增快的病理意义为血流速度代偿性增快,参与眼动脉侧支循环。

5. 肱动脉、桡动脉检测及分析

(1) **解剖特征**:BrA 是腋动脉的直接延续,终于肘关节远侧

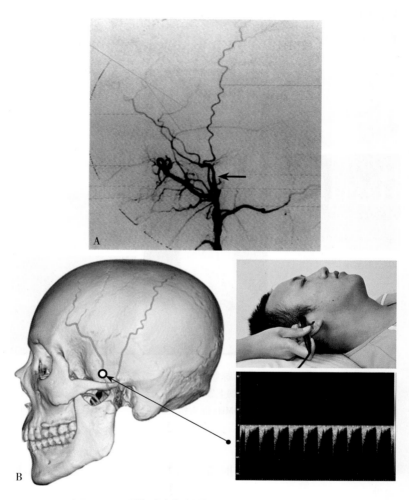

图 2-10　颞浅动脉解剖特征、检测方法及血流频谱

（A）DSA 箭头示颞浅动脉;（B）检测颞浅动脉时,选择 4MHz 探头朝上置于耳屏前颞浅
动脉搏动处,可以检测到负向、高阻力血流频谱

1cm 处,分为桡动脉与尺动脉。RA 起自 BrA 远端,向下走行于前臂内侧,在腕部发出分支与尺动脉分支相互吻合共同分布于手掌,见图 2-11。

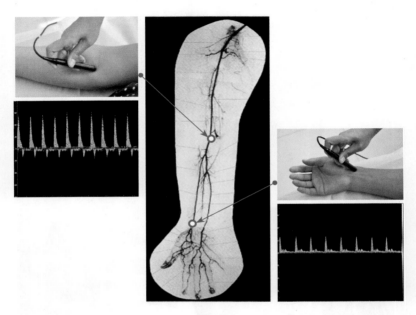

图 2-11　肱动脉、桡动脉解剖特征、检测方法及血流频谱

(A)检测肱动脉时,选择 4MHz 探头朝上置于肱动脉搏动处,可以检测到正向、高阻力血流频谱;(B)检测桡动脉时,选择 4MHz 探头朝上置于桡动脉搏动处,可以检测到正向、高阻力血流频谱

　　(2) **检测部位**:BrA 在肘部 BrA 搏动处;RA 在腕部 RA 搏动处。

　　(3) **探头角度**:向上,倾斜 45°~60°。

　　(4) **血流方向**:朝向探头,血流频谱向上。

　　(5) **检测方法及注意点**:将探头倾斜 45°~60° 置于肘部 BrA 搏动处或腕部 RA 搏动处,探头方向朝上,可检测到血流方向朝向探头的 BrA 或 RA 血流信号,调整探头角度使血流信号清晰,见图 2-11。

注意点:①BrA/RA 血流频谱是典型的外周动脉血流频谱形态,可呈三相或双相波形;②BrA/RA 检测时应进行同部位两侧比较,比较后确定流速、PI 指数及血流频谱是否异常;③检测时探头轻置于动脉搏动点上即可,如用力下压可导致血流阻断,血流频谱出现人为的"异常"改变。

(6) 血流参数异常的病理意义:疑诊 SubA 重度狭窄 / 闭塞患者,可行 BrA/RA 检测。BrA/RA 血流速度、PI 指数较对侧同名动脉减低,其病理意义为同侧 SubA 或头臂干重度狭窄 / 闭塞。

(黄艾华　张雄伟　何冬若)

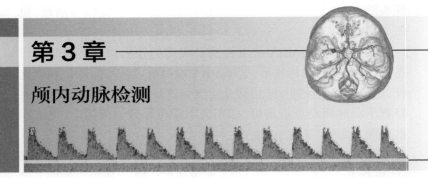

第3章

颅内动脉检测

3.1 经颞窗检测动脉

　　颞窗位于颧弓上方,眼眶外侧缘与耳翼之间区域,选用2MHz脉冲式探头检测。颞窗分三部分:前颞窗,位于颧骨上额突后方1cm处;后颞窗,位于耳屏前上处;中颞窗位于两者之间。见图3-1。

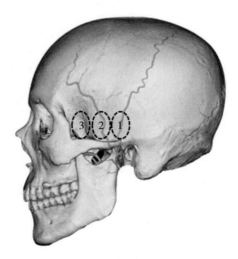

图 3-1　颞窗位置
1:后颞窗;2:中颞窗;3:前颞窗

颞窗检测通常取仰卧位,前颞窗检测时,探头角度向后倾斜;后颞窗检测时,探头角度向前倾斜;中颞窗检测探头接近垂直。后颞窗骨质最薄、声束穿透性良好,为最佳检测部位。在后颞窗和中颞窗均不能获得满意血流信号时,可探测前颞窗。

颞窗受年龄、性别和种族等因素影响较大。老年人,特别是绝经后女性患者,颞窗多因骨质钙化或骨缝闭合等因素而致超声波通过困难或无法通过,导致颞窗探测失败,称之为"颞窗透声不良"或"颞窗关闭"。

经颞窗可以检测大脑中动脉(middle cerebral artery,MCA)M1段及 M2 段近段,大脑前动脉(anterior cerebral artery,ACA)A1 段,颈内动脉终末段(terminal internal carotid artery,TICA),大脑后动脉(posterior cerebral artery,PCA)P1、P2 段,见图 3-2。

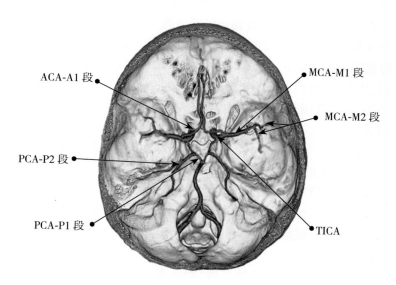

图 3-2 经颞窗检测颅内动脉

1. 大脑中动脉 M1 段检测及分析

(1) 解剖特征: MCA 起自 TICA,是颈内动脉的直接延续,按其走行特点分为 4 段:水平段(M1 段)、脑岛段(M2 段)、岛盖段(M3 段)、皮质支(M4 段),见图 3-3。大脑中动脉 M1 段(MCA-M1 段)平均长 16mm(5~24mm),管径平均 2.7mm(1.5~3.5mm)。TCD 经颞窗仅能检测到 MCA-M1 段及 M2 段近段。

(2) 超声窗: 中、后颞窗。

(3) 探头角度: 垂直 / 向前 - 向上。

(4) 取样深度: MCA-M1 段 40~65mm,M2 段近段 30~40mm。

(5) 血流方向: 朝向探头,血流频谱向上。

(6) 检测方法及注意点: 受检者取仰卧位,探头置于中、后颞窗,垂直 / 向前 - 向上倾斜 10°~30°。取样深度调至 50~55mm(50mm 左右是 M1 段中点),寻找到正向频谱的 M1 段血流信号,轻调探头角度和方向,将 M1 段血流信号清晰显示,寻找到最高流速。逐渐降低深度至 30mm 连续观察 M1 段远段、M2 段近段血流信号。然后,沿 MCA-M1 段逐渐增加深度至 60~65mm 处探查 MCA 起始部(在此深度范围可探测到 MCA/ACA 分叉处的双向血流信号),见图 3-3。

注意点: ① MCA-M1 段应连续追踪检测,探头角度可随取样深度的变化做细微调整,切勿探头角度、位置移动过大或只做一个深度的检测;②优化和储存 MCA-M1 段近、中、远段血流频谱,测量每段的最高流速;③由于 MCA-M1 段的长度个体间差异较大,故不能仅根据取样深度来确定 M2 段位置和 MCA/ACA 分叉处的位置。

(7) 正常血流参数参考值: MCA-M1 段 Vm 40~80cm/s,M2 段近段流速略低于 M1 段;PI 指数 0.65~1.1。

(8) 常规检测血流速度异常的病理意义: 常规检测 MCA-M1 段血流速度异常的病理意义,见表 3-1。

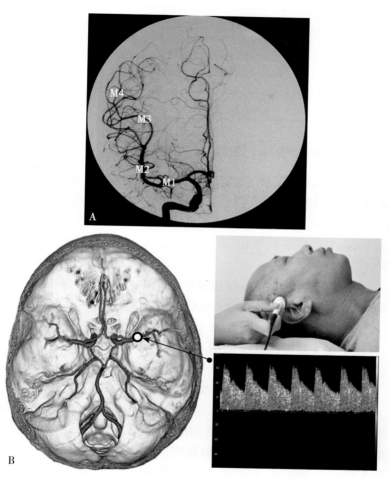

图 3-3　大脑中动脉解剖特征、检测方法及血流频谱

（A）大脑中动脉分段；（B）检测大脑中动脉时，选择 2MHz 探头置于颞窗，可检测到正向
血流频谱

表 3-1　大脑中动脉 M1 段血流速度异常的病理意义

血流速度异常	病理意义
血流速度增快	(1) 血流速度增快,伴涡流频谱及杂音为该动脉本身狭窄 (2) 血流速度增快,可为偏头痛血流改变(需动态观察)、动静脉畸形供血动脉(高流速低搏动)和颅外原因所致
血流速度减慢	(1) 同侧颈内动脉或颈总动脉重度狭窄或闭塞(低钝血流) (2) 大脑中动脉慢性进展性闭塞(低平血流)

2. 大脑前动脉 A1 段检测及分析

(1) **解剖特征**:ACA 起自 TICA,按其走行特点分为 3 段:交通前段(A1 段)、交通后段(A2 段)、远侧 ACA 及脑皮质分支(A3 段),见图 3-4。大脑前动脉 A1 段(ACA-A1 段)平均长 14mm(8~19mm),管径平均 2.1mm(0.8~3.8mm)。TCD 经颞窗仅能检测到 ACA-A1 段。

ACA 变异:一侧 ACA-A1 段发育不良(10%),A1 段缺如(1%~2%),对侧 ACA-A1 段供应双侧 ACA-A2 段及远端分支。

(2) **超声窗**:中、后颞窗。

(3) **探头角度**:垂直 / 向前 - 向上。

(4) **取样深度**:60~75mm。

(5) **血流方向**:背离探头,血流频谱向下。

(6) **检测方法及注意点**:经颞窗沿 MCA-M1 段血流信号检测,在探测到双向血流信号(正向信号为 MCA-M1 段,负向信号为 ACA-A1 段起始)后,适当增加取样深度在 60~75mm 范围,并将探头向前上方倾斜,声束朝向额前部,使负向的 ACA-A1 段血流信号更加清晰,正向的 MCA-M1 段血流信号减弱或消失,检测到 ACA-A1 段最高流速,见图 3-4。

注意点:①首先检测 MCA-M1 段血流信号,在检测过程中如果发现双向血流信号,轻微调整探头角度和增加取样深度,优化负向血流信号更加清晰,测量最高流速;②如果颞窗狭小,未能探

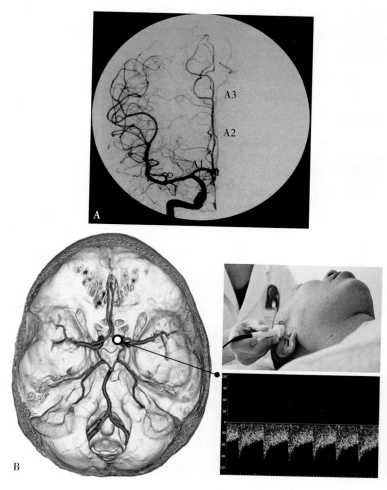

图 3-4 大脑前动脉解剖特征、检测方法及血流频谱

（A）大脑前动脉分段;（B）检测大脑前动脉时,选择 2MHz 探头置于颞窗,可检测到负向血流频谱

及独立清晰的负向血流信号,可以在双向血流信号频谱上测量负向血流值(ACA-A1 段起始处);③一侧 ACA-A1 段血流探测困难或血流速度明显减慢时,不能轻易作出发育不良或缺如的解释;④必要时可行压颈试验帮助判断。

(7) **正常血流参数参考值**:Vm 30~70cm/s,PI 指数 0.65~1.1。

(8) **常规检测血流速度异常的病理意义**:常规检测 ACA-A1 段血流速度异常的病理意义,见表 3-2。

表 3-2　大脑前动脉 A1 段血流速度异常的病理意义

血流速度异常	病理意义
血流速度增快	(1) 血流速度增快,伴涡流频谱及杂音为该动脉本身狭窄 (2) 代偿性流速增快(对侧大脑前动脉发育不良或闭塞) (3) 代偿性流速增快(对侧颈内动脉或颈总动脉重度狭窄或闭塞) (4) 代偿性流速增快(同侧大脑中动脉慢性进展性闭塞)
血流速度减慢	(1) 同侧颈内动脉重度狭窄或闭塞 (2) 动脉发育不良

3. 颈内动脉终末段检测及分析

(1) **解剖特征**:TICA 为颈内动脉终末段,按血管造影的 7 段分法为 C7 段(交通段),目前 TCD 检测仍按传统的 5 段分法,命名为 C1 段。TICA 分出 ACA 和 MCA,见图 3-5。TCD 经颞窗能检测到部分长度的 TICA。

(2) **超声窗**:中、后颞窗。

(3) **探头角度**:垂直 / 向前 - 向下。

(4) **取样深度**:60~70mm。

(5) **血流方向**:朝向探头,血流频谱向上。

(6) **检测方法及注意点**:经颞窗沿 MCA-M1 段检测随深度增加,在 60~70mm 范围,探头角度向前下方倾斜,MCA-M1 段血流信号消失后又有一支新的血流信号出现,该血流信号即 TICA 血

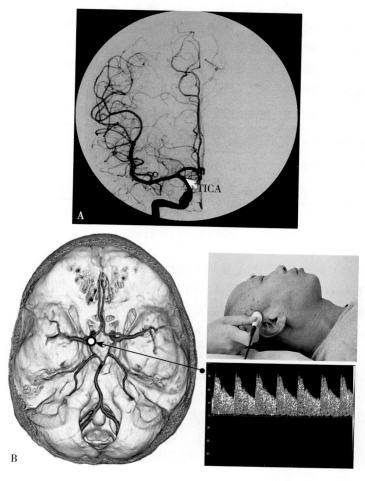

图 3-5　颈内动脉终末段解剖特征、检测方法及血流频谱

（A）DSA 箭头示颈内动脉终末段；（B）检测颈内动脉终末段时，选择 2MHz 探头置于颞窗，可检测到正向血流频谱

流,检测到 TICA 最高流速,见图 3-5。

注意点:沿 MCA 主干增加深度,探头角度向前下方倾斜,务必注意与 MCA 起始部的区别,TICA 的流速略低于 MCA。

(7) **正常血流参数参考值**:Vm 40~80cm/s,PI 指数 0.65~1.1。

(8) **常规检测血流速度异常的病理意义**:常规检测 TICA 血流速度异常的病理意义,见表 3-3。

表 3-3　颈内动脉终末段血流速度异常的病理意义

血流速度异常	病理意义
血流速度增快	血流速度增快,伴涡流频谱及杂音为该动脉本身狭窄
血流速度减慢	同侧颈内动脉或颈总动脉重度狭窄或闭塞(低钝血流)

4. 大脑后动脉 P1/P2 段检测及分析

(1) **解剖特征**:PCA 是基底动脉的终末分支,左右各一,按其走行特点分为 4 段:交通前段(P1 段)、环池段(P2 段)、四叠体段(P3 段)、距裂段(P4 段)。大脑后动脉 P1 段(PCA-P1 段)平均长 6mm(3~9mm),管径平均 2.1mm(0.7~3mm);大脑后动脉 P2 段(PCA-P2 段)平均长 28mm(15~46mm),管径平均 2.3mm(1.2~3mm),见图 3-6。TCD 经颞窗仅能检测到 P1 段及 P2 段。

PCA 变异:①胚胎型 PCA,即一侧或双侧 PCA 起自同侧颈内动脉,约占 25%~30%;②两侧大脑后动脉管径不对称。

(2) **超声窗**:中、后颞窗。

(3) **探头角度**:P1 段向后,P2 段向后 - 向上。

(4) **取样深度**:55~75mm。

(5) **血流方向**:P1 段朝向探头,血流频谱向上;P2 段背离探头,血流频谱向下。

(6) **检测方法及注意点**:经颞窗在探测到颈内动脉分叉处后,设定深度为 60mm,并且缓慢将探头角度向后上方倾斜

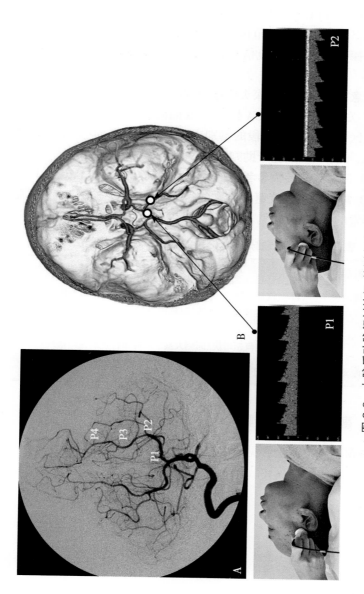

图 3-6 大脑后动脉解剖特征、检测方法及血流频谱

（A）大脑后动脉分段；（B）检测大脑后动脉时，选择 2MHz 探头置于颞窗，可检测到 P1 段正向血流频谱，P2 段负向血流频谱

10°~30°探测 PCA。通常颈内动脉分叉处与 PCA 之间有一段无信号区。在 55~75mm 范围可找到血流方向朝向探头的 P1 段及背离探头的 P2 段血流信号,检测到 P1 段、P2 段最高流速,见图 3-6。

注意点:① PCA 的探头角度与 MCA/ACA 检测存在较明显的"空间"关系,即 MCA/ACA 探头角度偏向额区,PCA 的探头角度偏向枕区;②P1 段和 P2 段的鉴别主要依靠血流方向;③注意胚胎型 PCA,可行压颈试验帮助判断。

(7) **正常血流参数参考值**:Vm 30~50cm/s,PI 指数 0.65~1.1。

(8) **常规检测血流速度异常的病理意义**:常规检测 PCA 血流速度异常的病理意义,见表 3-4。

表 3-4　大脑后动脉 P1/P2 段血流速度异常的病理意义

血流速度异常	病理意义
血流速度增快	(1) 血流速度增快,伴涡流频谱及杂音为该动脉本身狭窄 (2) 代偿性流速增快(同侧颈内动脉或颈总动脉重度狭窄或闭塞) (3) 代偿性流速增快(同侧大脑中动脉慢性进展性闭塞)
血流速度减慢	动脉发育不良

5. 颞窗动脉检测步骤

颞窗动脉检测步骤见图 3-7。

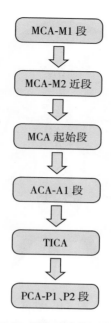

图 3-7 颞窗动脉检测步骤

3.2 经枕窗检测动脉

枕窗位于枕骨粗隆下 1~1.5cm 处, 枕旁窗位于枕骨粗隆下旁开 2cm 处, 选用 2MHz 脉冲式探头检测。受检者取坐位、侧卧位或仰卧位头转向一侧均可探测。超声束对准枕骨大孔区向前上方打出, 见图 3-8。

经枕窗或枕旁窗可以检测椎动脉(vertebral artery, VA)V4 段, 基底动脉(basilar artery, BA)近段、中段、远段, 小脑后下动脉(posterior inferior cerebella artery, PICA), 见图 3-9。

1. 椎动脉 V4 段、小脑后下动脉检测及分析

(1) **解剖特征**:双侧 VA 分别起自双侧锁骨下动脉, 按其走行

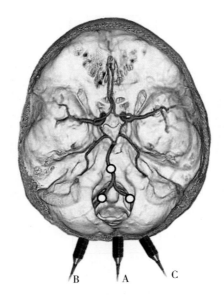

图 3-8　枕窗
A:枕窗;B:左枕旁窗;C:右枕旁窗

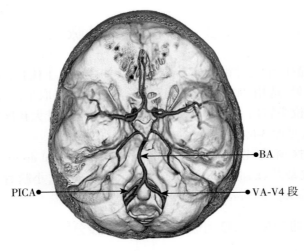

图 3-9　经枕窗或枕旁窗检测颅内动脉

特点分为 4 段:骨外段(V1 段)、横突孔段(V2 段)、脊椎外段(V3 段)、硬膜内段(V4 段),见图 3-10。椎动脉 V4 段 (VA-V4 段) 平均长 33mm(23~42mm),管径平均 2.1mm(1.8~2.5mm)。PICA 是 VA-V4 段最大分支,左右各一,见图 3-10。TCD 经枕窗及枕旁窗能检测到 VA-V4 段及 PICA。

VA、PICA 变异:①双侧 VA 管径不对称,通常左侧大于右侧;②PICA 也可由 BA 发出;③一侧或双侧 PICA 缺如约占 24%。

(2) 超声窗:枕旁窗或枕窗。

(3) 探头角度:枕旁窗向上 - 向内,枕窗向上 - 向外。

(4) 取样深度:40~75mm

(5) 血流方向:VA-V4 段背离探头,血流频谱向下;PICA 朝向探头,血流频谱向上。

(6) 检测方法及注意点:经枕旁窗或枕窗,设置取样深度为 50~60mm。经枕窗检测时,探头角度稍向左右偏斜;经枕旁窗检测时,探头角度向内偏斜。通过调整检测角度,可分别获得左右侧呈负向血流频谱的 VA-V4 段血流信号及正向血流频谱的 PICA 血流信号,检测到 VA-V4 段、PICA 最高流速,见图 3-10。然后,沿着 V4 段主干,逐渐增加深度至 75mm 处探查 V4 段全程。

注意点:①检测时需稍用力下压探头可探到理想血流信号;②开始检测时取样深度不宜过深;③ VA-V4 段末端与 BA 近端无法区分。

(7) 正常血流参数参考值:VA-V4 段 Vm 30~50cm/s,PI 指数 0.65~1.1。

(8) 常规检测血流速度异常的病理意义:常规检测 VA-V4 段血流速度异常的病理意义,见表 3-5。

2. 基底动脉检测及分析

(1) 解剖特征:左右两支 VA 在脑桥下缘汇合成 BA,BA 平均长度 33mm(25~57mm),管径平均 3mm(2.5~3.5mm)。TCD 经枕窗

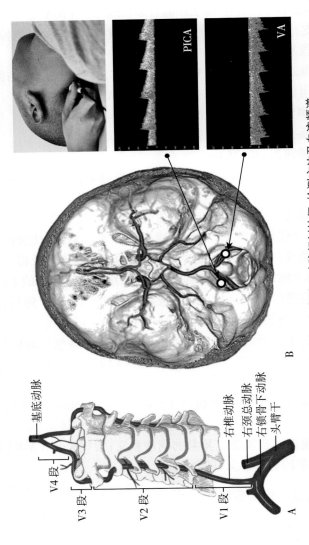

图 3-10 椎动脉 V4 段、小脑后下动脉解剖特征、检测方法及血流频谱

(A)椎动脉分段；(B)检测椎动脉 V4 段时，选择 2MHz 探头置于枕窗／枕旁窗，可检测到负向血流频谱；检测小脑后下动脉时，选择 2MHz 探头置于枕窗／枕旁窗，可检测到正向血流频谱

表 3-5 椎动脉 V4 段血流速度异常的病理意义

血流速度异常	病理意义
血流速度增快	(1) 血流速度增快,伴涡流频谱及杂音为该动脉本身狭窄 (2) 代偿性流速增快(对侧椎动脉或锁骨下动脉重度狭窄或闭塞) (3) 代偿性流速增快(颈内动脉重度狭窄或闭塞)
血流速度减慢	(1) 该动脉发育不良 (2) 同侧椎动脉近段重度狭窄或闭塞 (3) 同侧锁骨下动脉起始部重度狭窄或闭塞(低流速 + 收缩期血流反向)

能检测到 BA 的近段、中段及远段,经枕旁窗仅能检测到 BA 的近段。

BA 变异:①BA 不在正中的基底沟内走行,向不同方向弯曲;②BA 起止点可高可低;③BA 主干出现"小窗"或呈双支等。

(2) **超声窗**:枕窗或枕旁窗。

(3) **探头角度**:枕窗向上,枕旁窗向上 - 向内。

(4) **取样深度**:75~110mm(近段 75~80mm,中段 80~90mm,远段 90~110mm)。

(5) **血流方向**:背离探头,血流频谱向下。

(6) **检测方法及注意点**:检测 BA 时,检查者应以 VA 血流信号为基准,逐渐增加检测深度,在 80~110mm 处可以探测到负向血流频谱的 BA 血流信号,见图 3-11。

注意点:①由于探头角度的缘故,经枕旁窗检测 BA,只能检测到 BA 的近段,很难检测到中、远段血流信号,因此完整的 BA 探测,最好在枕窗完成;②优化和储存 BA 近、中、远段血流频谱,测量每段的最高流速;③由于 BA 的长度个体间差异较大,故不能仅根据取样深度来确定 BA 各段位置,取样深度至少在 90mm 以上检测 BA 比较可靠。

(7) **正常血流参数参考值**:Vm 30~50cm/s,PI 指数 0.65~1.1。

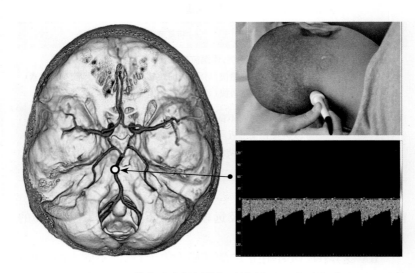

图 3-11　基底动脉解剖特征、检测方法及血流频谱
检测基底动脉时,选择 2MHz 探头置于枕窗,可检测到负向血流频谱

(8) 常规检测血流速度异常的病理意义:常规检测 BA 血流速度异常的病理意义,见表 3-6。

表 3-6　基底动脉血流速度异常的病理意义

血流速度异常	病理意义
血流速度增快	(1)血流速度增快,伴涡流频谱及杂音为该动脉本身狭窄 (2)代偿性流速增快(颈内动脉重度狭窄或闭塞)
血流速度减慢	两侧椎动脉重度狭窄

3. 枕窗动脉检测步骤

枕窗动脉检测步骤见图 3-12。

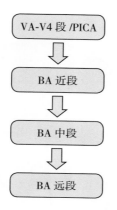

图 3-12　枕窗动脉检测步骤

3.3　经眼窗检测动脉

眼窗又称眶窗,选用 2MHz 脉冲式探头检测,探测时必须先将超声输出功率降至 5%~10%。受检者取仰卧位,嘱其闭合双眼,涂抹少量超声耦合剂于闭合的上睑,然后将探头垂直置于眼睑上,无需在探头上施加压力,只要保持探头表面和皮肤接触良好即可,见图 3-13。

经眼窗可以检测到眼动脉(ophthalmic artery,OA)、颈内动脉床突上段(C2 段)、海绵窦段(C4 段),见图 3-14。

1. 眼动脉检测及分析

(1) **解剖特征**:OA 是颈内动脉颅内段第一主支,发自颈内动脉膝段或海绵窦段与膝段的交界处,向前方走行,见图 3-15。TCD 经眼窗能检测到部分长度的 OA。

(2) **超声窗**:眼窗。

(3) **探头角度**:垂直。

(4) **取样深度**:40~50mm。

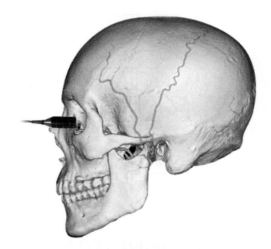

图 3-13　眼窗

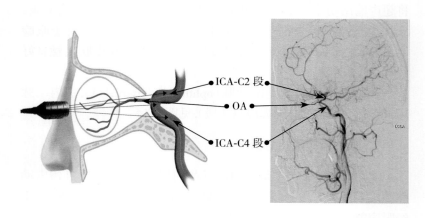

ICA-C2 段

OA

ICA-C4 段

图 3-14　经眼窗检测动脉

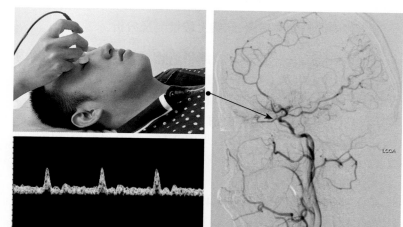

图 3-15　眼动脉解剖特征、检测方法及血流频谱

(A)检测眼动脉时,选择 2MHz 探头置于眼窗,可检测到正向、高阻力血流频谱;(B)DSA 箭头所示眼动脉

(5) **血流方向**:朝向探头,血流频谱向上。

(6) **检测方法及注意点**:检查 OA 时,超声束基本与眼球轴线垂直或稍向内倾斜 10°~15°。检测到血流方向朝向探头(正向血流频谱)的 OA,血流频谱呈高阻力型,PI 指数 >1.10,见图 3-15。

注意点:①超声功率值一定要调至 5%~10%;②检测时切勿用力下压受检者眼球;③取样深度 50mm 内探不到 C2、C4 段血流信号。

(7) **正常血流参数参考值**:Vm 15~25cm/s,PI 指数 >1.10。

(8) **常规检测血流异常的病理意义**:某侧 OA 血流方向逆转(负向血流频谱)、PI 指数较对侧同名动脉减低(血流频谱颅内化),血流速度代偿性增快,提示同侧 EICA 重度狭窄/闭塞可能,OA 侧支循环开放。

2. 颈内动脉海绵窦段、床突上段检测及分析

（1）**解剖特征**：目前 TCD 检测仍按传统的 5 段分法，将颈内动脉海绵窦段命名为 C4 段，颈内动脉床突上段命名为 C2 段。C4 段走行于海绵窦中，略呈"S"型由后走向前，进入蛛网膜下腔内移行为膝段（C3 段）。C2 段由前向后走行于蛛网膜下腔脑脊液内，在前穿质下方延续为 C1 段，见图 3-16。TCD 经眼窗能检测到 C2、C3、C4 段。

（2）**超声窗**：眼窗。

（3）**探头角度**：C2 段向上，C4 段向下。

（4）**取样深度**：55~65mm。

（5）**血流方向**：C2 段背离探头，血流频谱向下；C4 段朝向探头，血流频谱向上。

（6）**检测方法及注意点**：首先应获得 OA 的血流信号，逐渐增加取样深度至 55~65mm 范围，超声束基本与眼球轴线垂直或稍向内倾斜 10°~15°，可探测到 C4 段正向血流频谱，C2 段负向血流频谱，见图 3-16。

注意点：①超声功率值一定要调至 5%~10%；②检测时切勿用力下压受检者眼球；③取样深度 50mm 内探不到 C2、C4 段血流信号。

（7）**正常血流参数参考值**：Vm 30~70cm/s，PI 指数 0.65~1.1。

（8）**常规检测血流速度异常的病理意义**：常规检测 C2 段、C4 段血流速度异常的病理意义，见表 3-7。

表 3-7　颈内动脉海绵窦段、床突上段血流速度异常的病理意义

血流速度异常	病理意义
血流速度增快	血流速度增快，伴涡流频谱及杂音为该动脉本身狭窄
血流速度减慢	同侧颈内动脉或颈总动脉重度狭窄或闭塞（低钝血流）

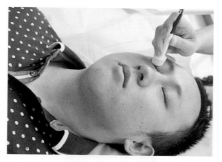

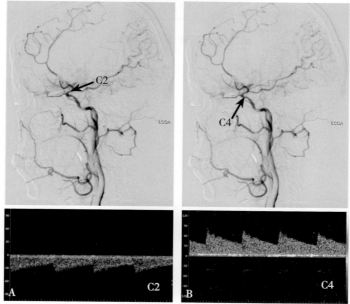

图 3-16　颈内动脉虹吸段解剖特征、检测方法及血流频谱

（A）检测颈内动脉 C2 段时，选择 2MHz 探头置于眼窗，可检测到负向血流频谱；（B）检测颈内动脉 C4 段时，选择 2MHz 探头置于眼窗，可检测到正向血流频谱

3. 眼窗动脉检测步骤

眼窗动脉检测步骤见图 3-17。

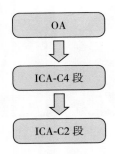

图 3-17　眼窗动脉检测步骤

（黄艾华　刘浩　孙东华）

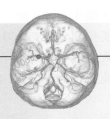

第4章

TCD 试验

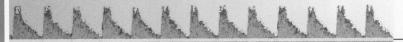

4.1 颈总动脉压迫试验

颈总动脉压迫试验（compress CCA test）主要用于评估前交通动脉侧支及后交通动脉侧支，识别动脉及判断血流来源。

1. 试验对象

颈总动脉压迫试验对象：①对颈内动脉、颈总动脉重度狭窄或闭塞患者，判断前交通动脉侧支和后交通动脉侧支是否开放；②对颈内动脉轻至中度狭窄患者或择期行颈动脉手术患者，判断是否存在潜在的前交通动脉和后交通动脉侧支通路；③需要明确大脑后动脉是否起源于颈内动脉的患者；④需要明确是否为永存颈内 - 基底动脉的患者；⑤需要了解脑血管自动调节功能的患者；⑥常规 TCD 检测中识别动脉，除非特别需要，一般不采用此试验。

2. 试验方法及注意事项

（1）**试验方法**：受试者取仰卧位，操作者用拇指或示指低位压迫颈总动脉。静态压迫：持续压迫数秒钟，使其血流完全阻断；动态压迫：有规律地快速压、放动脉，不完全阻断血流。压迫时可单人操作或双人配合操作,单人操作时,一手压迫 CCA,另一手持探头检测颅内靶动脉;双人操作时,一人持探头检测靶动脉,另外一人触摸到 CCA 搏动,听到下压口令后压迫 CCA 同时记录存储血流变化频谱,见图 4-1。

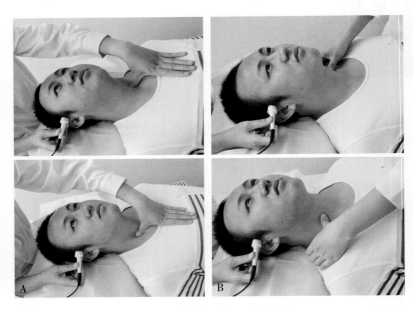

图 4-1　颈总动脉压迫试验方法
(A)单人压颈;(B)双人压颈

(2) 注意事项:①有突发脑卒中风险,压迫试验可使颈动脉粥样硬化斑块脱落,而导致脑栓塞,虽然少见,但要引起重视。对老年患者,试验前必须进行颈动脉彩色多普勒超声检查。确认颈总动脉无斑块者可以常规进行压迫试验;如果发现有斑块,且非常需要压迫试验时,应尽可能避开斑块压迫。②采取低位压迫,位置不宜过高,以免刺激或压迫颈动脉窦而致心率减慢、血压降低甚至发生晕厥。③手法轻柔、适可而止,压迫试

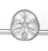

验过程中不能为了达到预想的目的,而过长时间、过重压迫,从而造成患者明显不适感和意外情况发生。④对于颈部过粗、CCA 位置较深难于触摸到搏动的患者最好双人配合进行试验。

3. 试验结果及结论

正常情况下,Willis 环两侧前循环压力平衡,前后循环压力平衡。在 Willis 环发育正常的前提下,静态压迫某侧颈总动脉,同侧颈内动脉压力明显低于对侧和后循环,此时前交通动脉和后交通动脉侧支循环开放,从而导致许多颅内动脉发生相应的血流变化。颈内动脉、颈总动脉、基底动脉、两侧椎动脉重度狭窄 / 闭塞时,采用颈总动脉压迫试验可判断侧支循环;通过压颈试验还可判断血流来源,见表 4-1。

表 4-1　颈总动脉压迫试验结果及结论

试验目的	试验结果	试验结论
判断 ACoA 侧支循环(一侧 ICA 或 CCA 重度狭窄 / 闭塞)	压迫一侧 CCA 后,对侧 MCA-M1 段血流速度下降	ACoA 侧支循环开放
判断后 - 前 PCoA 侧支循环(一侧 ICA 或 CCA 重度狭窄 / 闭塞)	(1) 在 ACoA 侧支开放的条件下,压迫病变对侧 CCA,病变侧 PCA-P1 段及 BA 血流速度增快更显著 (2) 在 ACoA 侧支未开放的条件下,压迫病变对侧 CCA,病变侧 PCA-P1 段及 BA 增快的血流速度无变化	X 侧 PCoA 侧支循环开放(后循环 - 前循环)
判断前 - 后 PCoA 侧支循环(BA 或两侧 VA-V4 段重度狭窄 / 闭塞)	压迫 CCA 时,PCA-P1 段及 BA 血流速度下降	PCoA 侧支循环开放(前循环 - 后循环)

续表

试验目的	试验结果	试验结论
判断潜在 ACoA/PCoA 侧支循环(ICA 轻至中度狭窄或择期行颈动脉手术患者)	(1) 压迫一侧 CCA,同侧 MCA-M1 段血流速度减慢,同侧 ACA-A1 段血流方向逆转(正向血流频谱),对侧 ACA-A1 段血流速度代偿性增快	存在潜在 ACoA 侧支
	(2) 压迫一侧 CCA,同侧 PCA-P1 段、BA 血流速度代偿性增快	存在潜在 PCoA 侧支
判断胚胎型大脑后动脉	压迫一侧 CCA,同侧 PCA 血流速度下降	X 侧胚胎型 PCA
判断靶动脉血流是否来自同侧颈内动脉系统	压迫一侧 CCA,同侧靶动脉血流速度下降	靶动脉血流来源于同侧颈内动脉系统

注:ACoA:前交通动脉;PCoA:后交通动脉;ICA:颈内动脉;CCA:颈总动脉;MCA:大脑中动脉;PCA:大脑后动脉;BA:基底动脉;VA:椎动脉;ACA:大脑前动脉

4.2 束臂试验

束臂试验是针对锁骨下动脉窃血综合征患者进行的一项血流动力学试验方法。通过束臂方法先将肢体血液挤压到近心端,松开袖带后使更多的血液流入肢体远端,加重窃血现象,从而可确定是否存在窃血、窃血程度及判断窃血途径。

1. 试验对象

束臂试验对象:①锁骨下动脉起始段或头臂干重度狭窄 / 闭塞患者;②常规 TCD 检查中发现某侧椎动脉 V4 段出现异常血流频谱,怀疑为"窃血频谱"的患者;③需要进一步了解窃血程度和窃血途径的患者。

2. 试验方法及注意事项

（1）**试验方法**：①测量患侧上肢基础血压，并将袖带滞留待用；②将 TCD 探头置于靶动脉（预观察的动脉），检测基础血流速度和频谱并将其储存，保持探头位置和角度；③将患肢压力增加到超过基础收缩压 20~30mmHg，关闭血压计阀门，维持在该血压水平，同时嘱患者反复握拳和松开；④ 2~3 分钟后迅速打开血压计阀门或松开袖带，同时观察靶动脉的血流速度和频谱变化并将其储存，见图 4-2。

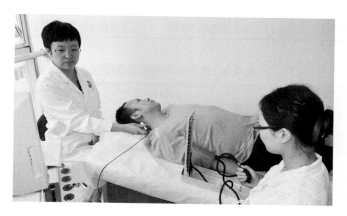

图 4-2　束臂试验方法

（2）**注意事项**：①选择患侧上肢进行束臂试验；②上肢基础血压上加压 20~30mmHg 即可；③一般加压后持续 2~3 分钟，当患者不能耐受，疼痛难忍时，要及时松开袖带；④松开袖带时要快速；⑤松袖带时探头不能移动。

3. 试验结果及结论

束臂试验可以确认窃血是否存在，判断窃血程度及窃血途径，见表 4-2、表 4-3。

表 4-2　束臂试验判断窃血程度

试验前	试验结果	试验结论
靶动脉 I 期窃血(收缩期切迹或可疑切迹)	松开血压袖带: (1) 收缩期切迹加深 (2) 收缩期血流反向	束臂试验阳性: (1) I 期窃血程度加重 (2) I 期窃血转为 II 期窃血
靶动脉 II 期窃血(收缩期血流反向)	松开血压袖带: (1) 收缩期反向流速明显增快,而舒张期流速明显减慢 (2) 血流完全反向	束臂试验阳性: (1) II 期窃血程度加重 (2) II 期窃血转为 III 期窃血
靶动脉 III 期窃血(椎动脉血流完全反向)	松开血压袖带后反向血流速度明显增快	束臂试验阳性: III 期窃血程度加重

表 4-3　束臂试验判断窃血途径

窃血途径	试验结果	试验结论
VA-VA-SubA 窃血(靶动脉为病变对侧椎动脉V4 段)	松开血压袖带后,对侧 VA-V4段血流速度增快更明显	窃血途径:VA-VA-SubA 窃血
BA-VA-SubA 窃血(靶动脉为 BA、PCA)	松开血压袖带后,BA/PCA 血流速度明显减慢或呈 I 期窃血频谱	窃血途径:BA-VA-SubA 窃血
OcA-VA-SubA 窃血(靶动脉为病变侧 OcA)	松开袖带后 OcA 血流速度增快更明显	窃血途径:OcA-VA-SubA 窃血

注:VA:椎动脉;SubA:锁骨下动脉;BA:基底动脉;PCA:大脑后动脉;OcA:枕动脉

4.3　发泡试验

对比增强经颅多普勒(contrast transcranial Doppler,c-TCD),也称经颅多普勒微气泡试验(transcranial Doppler microbubble test,TCDMT)或经颅多普勒发泡试验(transcranial Doppler bubble test,

TCDBT)，是通过肘静脉团注微泡造影剂后，通过 TCD 监测判断是否有微栓子信号（microembolic signal，MES）进入脑动脉，以发现右向左分流。

1. 试验对象

c-TCD 试验对象：①隐源性卒中（尤其是年龄 <55 岁）；②偏头痛，特别是有先兆的偏头痛；③不明原因的晕厥；④减压病；⑤潜水员、航天员岗前体检。

2. 试验方法及注意事项

（1）试验方法：

1）调节仪器参数，检测靶动脉：患者仰卧位，调整取样深度为 50~65mm，取样容积 8~15mm，增益 30~50，同时显示 M- 模，寻找一侧 MCA 血流信号后适当调低增益，使 MCA 显示清晰，不要信号过强。

2）学习和练习 Valsalva 动作（Valsalva manoeuvre，VM）：做一次深吸气后用力吹起，使压力表刻度达 40mmHg，并坚持 10 秒。在无压力表的情况，也可以令患者深吸气后屏气、鼓腹部持续 10 秒，当 MCA 血流速度一过性下降 >25% 时，认为 Valsalva 动作有效。

3）制作微气泡造影剂：将 18 号蝶式注射针头，置入肘前静脉，连接三通管，固定好备用。准备两支 10~20ml 注射器，一支抽取 9ml 生理盐水，另一支抽取 1ml 空气，然后将两支注射器分别连接三通管两端。先用装有 9ml 生理盐水的注射器回抽一滴患者的血液（血液的作用是增加气泡在血液中的悬浮时间以确保可探测到），再将两支注射器反复推注至少 10 次，使空气、盐水、血液混合均匀，制成激活的混血盐水微泡造影剂。

4）团注造影剂：快速（<5 秒）将微泡造影剂推入肘静脉中，在患者平静呼吸下（静息状态）观察并记录 20 秒内的微气泡信号。休息 2~3 分钟后，再次注入微泡造影剂后，嘱患者开始 Valsalva

动作,观察靶动脉血流频谱,记录屏气后 20 秒内微泡数目及第一个微泡出现的时间。必要时可以进行重复试验,两次试验间隔至少 2~3 分钟,见图 4-3、图 4-4。

(2) 注意事项:①在检查过程中不能配合、呼吸困难、严重心肝肾功能不全、意识不清等患者禁行试验;②双侧颞窗透声不良

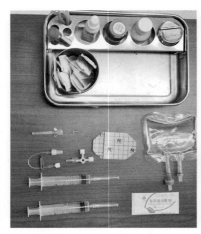
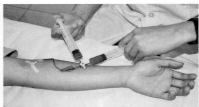
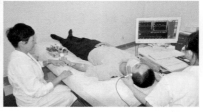

图 4-3　发泡试验方法

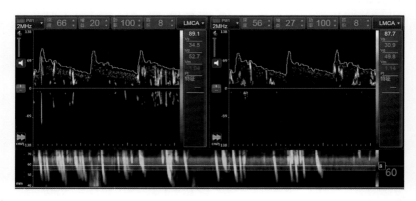

图 4-4　发泡试验中记录到微栓子信号

的患者不能进行试验;③患者于试验结束 10 分钟后再离开诊室,
有利于观察有无并发症的出现。

3. 试验结果及结论

正常情况下,当受检者不存在右向左分流时,微气泡将进入右心
室,沿肺动脉进入肺循环,而不会进入体循环动脉,所以 TCD 将不会
监测到微栓子信号。当患者存在右向左分流时,微气泡可从右心房直
接进入左心房而不经过肺循环滤过,再从左心房到左心室进入进入
体循环,TCD 可以在双侧 MCA 监测到微栓子信号。微栓子信号需
与伪迹信号鉴别,可根据微气泡的数量判断分流程度,见表 4-4。

表 4-4 微气泡的分级标准及试验结论

分级	分级标准	试验结论
Ⅰ级	0 个	阴性
Ⅱ级	1~10 个	小量分流
Ⅲ级	11~25 个	中量分流
Ⅳ级	>25 个	大量分流

4.4 脑血管舒缩反应性试验

脑血管反应性(cerebral vascular reactivity,CVR),亦称血管舒缩
反应性(vasomotor reactivity,VMR),系指在各种刺激下脑血管收缩
或舒张的能力,用来评估脑血管储备功能。常用的激发试验包括:
呼吸抑制试验(屏气试验)、CO_2 吸入试验以及静脉注射乙酰唑胺
试验。前两种试验均基于脑血管在高碳酸血症时反应性扩张的
机制,因此被总称为 $TCD-CO_2$ 试验,屏气试验应用最为广泛。

1. 试验对象

CVR 试验对象:①早期识别缺血性卒中高危人群;②脑动脉

支架成形术、颈内动脉内膜剥脱术术前评估及预后评价；③判断缺血性卒中预后；④发现小血管病变。

2. 试验方法及注意事项

（1）试验方法：

1）屏气试验：①受试者取仰卧位，安装 TCD 头架固定监护探头，选择双侧 MCA 为监测动脉；②试验前指导受试者进行屏气训练；③记录屏气前双侧 MCA 基线血流；④嘱受试者按要求屏气 30秒，检测屏气结束后 4 秒内 MCA 的平均血流速度，并记录和储存；⑤计算屏气指数（breath-holding index，BHI），BHI=（屏气后 MCA Vm–屏气前 MCA Vm）/ 屏气前 MCA Vm × 100/ 屏气时间（秒），见图 4-5。

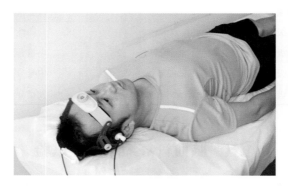

图 4-5　血管舒缩反应性试验方法

2）CO_2 吸入试验：①受试者取仰卧位，安装 TCD 头架固定监护探头，选择双侧 MCA 为监测动脉；②记录试验前双侧 MCA 基线血流；③一般使用 2%~8% CO_2 和 92%~98% O_2 的混合气体，夹住鼻子，使用口呼吸；也可使用密闭面罩（遮盖口鼻），重复吸入已呼出的气体，但使用面罩时不能控制 CO_2 浓度；持续 2~3 分钟后记录各项参数的变化的幅度和速度；④计算血流速度增快百分率（PCi），PCi=（吸入 CO_2 时 MCA Vm– 平静呼吸时 MCA Vm）/ 平静呼吸时 MCA Vm×100%。

3）乙酰唑胺试验：①受试者取仰卧位，安装头架固定监护探头，选择双侧 MCA 为监测动脉；②记录试验前双侧 MCA 基线血流；③静脉注射 1000mg 乙酰唑胺（口服也可），动态观察血流速度 30 分钟，并随时记录和储存；一般情况下，在 10~20 分钟时流速变化达到最高峰；④计算血流速度增快百分率（PCi），PCi=（注射后 MCA Vm– 注射前 MCA Vm）/ 注射前 MCA Vm×100%。

（2）注意事项：①检查室要求避光、避声，试验前 24 小时内禁用咖啡、酒精和吸烟；②呼吸功能不全的患者禁用屏气试验；③阻塞性呼吸系统疾病的患者禁用 CO_2 吸入试验；④乙酰唑胺试验不适用于严重的肝肾疾病、颅内压增高和对该药物过敏的患者。

3. 试验结果及结论

脑血管舒缩反应性试验结果及结论，见表 4-5。

表 4-5　血管舒缩反应性试验结果及结论

试验方法	试验结果	试验结论
屏气试验	BHI>0.60	正常
	0.21<BHI<0.60	脑血管储备功能受损
	BHI≤0.20	脑血管储备功能明显受损
CO_2 吸入试验	PCi>70%	正常
	39%<PCi<69%	脑血管储备功能轻至中度受损
	16%<PCi<38%	脑血管储备功能重度受损
	PCi≤15%	脑血管储备功能耗竭
乙酰唑胺试验	PCi 30%~50%	正常
	PCi≤25%	异常

注：BHI：屏气指数；PCi：血流速度增快百分率

（黄艾华　侯备　侯宝莲）

提高篇

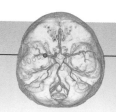

帮 TCD 初学者入门，助有基础者提高

　　TCD 技术的临床应用已 35 年，现广泛应用于神经内科、神经外科、重症医学科、神经介入科、血管外科、脑卒中筛查基地、体检中心等临床科室和研究机构。如果您想全面掌握这门技术，发展与提高，请记住这八句口诀：

　　　　狭窄检测最重要，侧支窃血评估到，

　　　　谱群分析必重视，血流监测深入搞。

　　　　临床/影像结合好，综合分析要做到，

　　　　努力学习与实践，TCD 技术必提高。

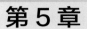

第5章

TCD 诊断脑供血动脉狭窄 / 闭塞及评估侧支循环

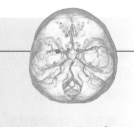

5.1 脑供血动脉狭窄的血流动力学

脑供血动脉(简称脑动脉)包括了主动脉至颅内的大动脉,可分为颅外动脉和颅内动脉。脑动脉狭窄是指各种原因造成的脑动脉局部管径缩小,使通过狭窄部位的血流阻力增加但未造成血流中断。脑动脉狭窄程度分级:轻度狭窄(<50%)、中度狭窄(50%~69%)、重度狭窄(≥70%)。脑动脉闭塞是指各种原因造成的脑动脉局部管腔完全闭塞,闭塞处血流中断,无血流通过。

脑动脉重度狭窄 / 闭塞可导致局部、近远端血管及邻近血管的血流动力学变化,其变化主要包括三部分内容:直接改变、间接改变及侧支循环 / 窃血的血流改变。

1. 直接改变(狭窄 / 闭塞处血流改变)

动脉管径狭窄 <50% 时血流速度变化不明显,流速可轻度增快;50%≤动脉管径狭窄 <70% 时,血流速度将出现节段性增快,但狭窄近段流速可正常或相对减慢,狭窄远段流速减低不明显;当动脉管径狭窄 ≥70% 时,狭窄段血流速度明显增快,狭窄远段流速明显减低。2016 年《中国脑血管超声临床应用指南》发布了颅内血管狭窄血流速度诊断标准(>40 岁年龄组),见表 5-1。脑动脉中重度狭窄,血流通过狭窄部位时,正常层流状态发生改变,低流速或高流速红细胞呈多方向流动。因此,在狭窄段检测到的血流频谱完全失去了正常层流时的形态,而表现为湍流频谱,狭窄后表现为涡流频谱,见图 5-1。脑动脉闭塞时,在闭塞后的部位通常探不到血流信号。

表 5-1　颅内血管狭窄 >50% 患者的血流速度诊断标准(>40 岁年龄组)

动脉	临界值(cm/s)		诊断值(cm/s)	
	Vs	Vm	Vs	Vm
MCA	140~160	80~100	>160	>100
ACA	100~120	60~80	>120	>80
PCA	80~100	50~70	>100	>70
CS	100~120	60~80	>120	>80
VA 和 BA	80~100	50~70	>100	>70

　注:MCA:大脑中动脉;ACA:大脑前动脉;PCA:大脑后动脉;CS:颈内动脉虹吸部;VA:椎动脉;BA:基底动脉;Vs:收缩期峰值流速;Vm:平均流速

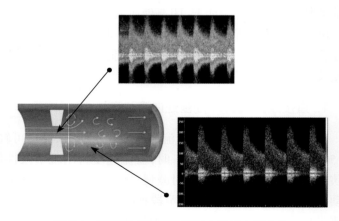

图 5-1　脑动脉中重度狭窄时血流动力学变化

脑动脉中重度狭窄时,TCD 检测狭窄处呈湍流频谱,狭窄后为涡流频谱

2. 间接改变(重度狭窄／闭塞处近远端动脉血流改变)

(1) **近端动脉血流改变**:脑动脉重度狭窄／闭塞可以造成其近端动脉阻力明显增高,TCD 表现为血流速度相对减慢(与对侧同名动脉比较),以舒张期血流速度减慢更明显,PI 指数增高,即"低流速高阻力"血流频谱,见图 5-2。

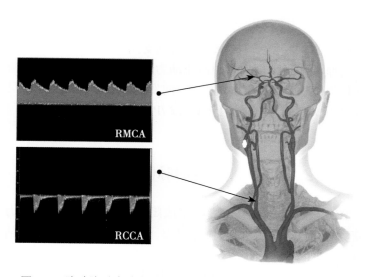

图 5-2　脑动脉重度狭窄或闭塞后近端动脉、远端动脉血流改变

右侧颈内动脉起始段重度狭窄或闭塞后,右侧 MCA 呈低流速低阻力血流改变,右侧 CCA 呈低流速高阻力血流改变

(2) **远端动脉血流改变**:脑动脉重度狭窄／闭塞后,其远端动脉内压力明显降低,TCD 表现为血流速度相对减慢,达峰时间延迟,峰形圆钝,PI 指数减低,即"低流速低阻力"血流频谱,见图 5-2。但分析远端动脉血流改变时,必须注意血流速度的变化,例如一侧颈内动脉起始段重度狭窄／闭塞时,病变侧大脑中动脉 M1

段的血流可来自同侧颈内动脉和侧支代偿。因此,病变侧大脑中动脉血流速度的高低取决于侧支循环代偿供血的多少,故个体差异很大。如果侧支循环代偿充足,血流速度减慢并不明显,甚至可以在"正常范围",所以不能依据所谓的正常参考值来判断血流速度是否减慢,一定要和对侧同名动脉进行比较后方可确定。因此,达峰时间延迟,峰形圆钝是远端动脉血流改变的必备指标。

3. 侧支循环 / 窃血的血流改变

脑动脉重度狭窄 / 闭塞可启动侧支循环或窃血,参与侧支循环或窃血的动脉可出现多种血流动力学改变,TCD 表现为血流速度代偿性增快、血管阻力和血流方向发生改变。TCD 检测多见大脑前动脉 A1 段、大脑后动脉 P1 段 /P2 段、眼动脉、椎动脉、颈外动脉。

5.2 TCD 评估脑动脉侧支循环 / 窃血

TCD 是根据脑动脉重度狭窄或闭塞后的一系列血流动力学改变(血流速度、血流方向、血管阻力、血流频谱形态等),来评估脑动脉侧支循环是否开放、窃血现象是否发生、侧支循环或窃血的途径及代偿能力如何。TCD 可以直接评估前交通动脉侧支循环、后交通动脉侧支循环、眼动脉侧支循环、软脑膜吻合侧支循环、锁骨下动脉窃血和颈内动脉窃血。

1. 前交通动脉侧支循环评估

(1) 解剖:前交通动脉(anterior communicating artery,ACoA)为一连接左右大脑前动脉的短干,平均长约 4mm。前交通动脉像桥梁一样把两侧颈内动脉系统连接在一起,正常情况下,两侧颈内动脉系统压力一致,前交通动脉不开放。

（2）**评估对象**：一侧颈内动脉、颈总动脉或头臂干重度狭窄 / 闭塞患者。

（3）**侧支循环途径**：血流从病变对侧颈内动脉→对侧大脑前动脉 A1 段→前交通动脉→病变侧大脑前动脉 A1 段（血流方向逆转）→病变侧大脑中动脉主干及分支，见图 5-3。

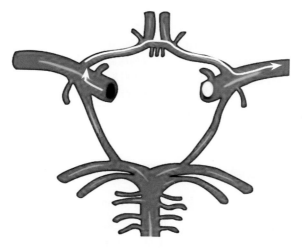

图 5-3　前交通动脉侧支循环途径

对侧颈内动脉 - 病变侧大脑中动脉侧支，一侧颈内动脉、颈总动脉或头臂干重度狭窄 / 闭塞时此侧支可开放

（4）**重点检测动脉及试验**：大脑中动脉 M1 段、大脑前动脉 A1 段。需进行病变对侧颈总动脉压迫试验，超声靶动脉为病变侧大脑中动脉 M1 段。

（5）**侧支开放的 TCD 表现**：前交通动脉侧支循环开放的 TCD 表现见表 5-2、图 5-4。

表 5-2　前交通动脉侧支循环开放的 TCD 表现

侧支途径	TCD 表现	压颈试验	判定标准
ACoA 侧支循环开放	(1) 病变侧 MCA-M1 段呈低钝血流频谱,血流速度较对侧同名动脉减慢,搏动指数减低 (2) 病变侧 ACA-A1 段血流方向逆转(正向血流频谱) (3) 病变对侧 ACA-A1 段血流速度代偿性增快	压迫病变对侧 CCA 时,病变侧 MCA 血流速度下降(压颈试验阳性)。流速下降的程度个体间有差异,取决于经 ACoA 侧支代偿供血的多少。流速下降明显,证明经 ACoA 侧支代偿的血流量大;流速下降不明显,证明经 ACoA 侧支代偿的血流量小	符合 TCD 表现中的第(2)(3)项,且压颈试验阳性可判定为 ACoA 侧支循环开放

注:ACoA:前交通动脉;MCA-M1:大脑中动脉 M1 段;ACA-A1:大脑前动脉 A1 段;CCA:颈总动脉

2. 后交通动脉侧支循环评估

(1) 解剖:后交通动脉(posterior communicating artery,PCoA)自颈内动脉 C7 段发出,与基底动脉的终支大脑后动脉相吻合,左右各一,长约 15mm。后交通动脉是连接前后循环的桥梁动脉。正常情况下,前后循环的压力一致,后交通动脉不开放。

(2) 评估对象:颈总动脉、发出后交通动脉之前的颈内动脉、基底动脉、两侧椎动脉 V4 段重度狭窄 / 闭塞患者。

(3) 侧支循环途径:分为后循环 - 前循环侧支和前循环 - 后循环侧支,取决于重度狭窄 / 闭塞的部位。

1) 后循环 - 后交通动脉 - 前循环侧支:血流从椎动脉→基底动脉→病变侧大脑后动脉 P1 段→病变侧后交通动脉→病变侧颈内动脉→病变侧前循环(颈总动脉、发出后交通动脉之前的颈内动脉重度狭窄 / 闭塞),见图 5-5。

2) 前循环 - 后交通动脉 - 后循环侧支:血流从颈内动脉→后交通动脉→大脑后动脉 P1 段→基底动脉远段和中段(基底动

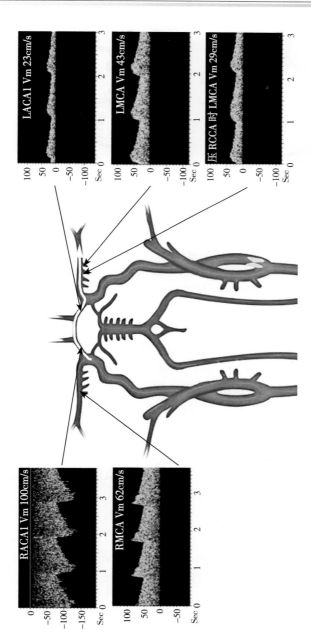

图 5-4　前交通动脉侧支循环途径及开放时 TCD 表现

左侧颈内动脉起始段始闭塞；左侧大脑中动脉 (LMCA) M1 段呈低钝血流频谱，左侧大脑前动脉 A1 段 (LACA1) 血流方向逆转 (正向血流频谱)；右侧大脑前动脉 A1 段 (RACA1) 血流速度代偿性增快，压迫右侧颈总动脉 (RCCA)，左侧大脑中动脉血流速度明显下降

左侧颈内动脉起始段闭塞；左侧大脑中动脉 (LMCA) M1 段低钝血流频谱，血流速度较右侧大脑中动脉 (RMCA) 减慢，搏动指数减低；

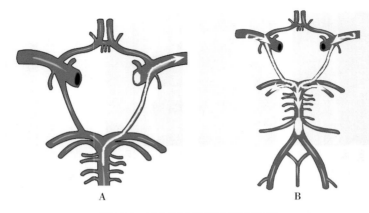

图 5-5　后交通动脉侧支循环途径

（A）后循环 - 后交通动脉 - 前循环侧支：颈总动脉、发出后交通动脉之前的颈内
动脉或头臂干重度狭窄 / 闭塞时此侧支可开放；(B)前循环 - 后交通动脉 - 后循
环侧支：基底动脉近段、两侧椎动脉 V4 段重度狭窄 / 闭塞时此侧支可开放

脉近段、两侧椎动脉 V4 段重度狭窄 / 闭塞），见图 5-5。

（4）**重点检测动脉及试验：**大脑中动脉 M1 段、大脑后动脉 P1
段、基底动脉、椎动脉 V4 段。颈内动脉、颈总动脉闭塞患者需进
行病变对侧颈总动脉压迫试验，超声靶动脉为病变侧大脑后动
脉 P1 段或基底动脉。基底动脉近段闭塞患者需分别进行两侧颈
总动脉压迫试验，超声靶动脉为大脑后动脉 P1 段或基底动脉中
远段。

（5）**侧支开放的 TCD 表现：**后交通动脉侧支循环开放的 TCD
表现见表 5-3、图 5-6。

3. 眼动脉侧支循环评估

（1）**解剖：**眼动脉（ophthalmic artery，OA）由颈内动脉 C6 段向
前发出，其分支与颈外动脉的颞浅动脉、面动脉、上颌动脉的分支
之间有吻合。

表 5-3　后交通动脉侧支循环开放的 TCD 表现

侧支途径	TCD 表现	压颈试验	判定标准
后循环→PCoA→前循环侧支	(1) 病变侧 MCA-M1 段呈低钝血流频谱，血流速度较对侧同名动脉减慢，搏动指数减低 (2) 病变侧 PCA-P1 段血流速度代偿性增快 (3) BA 血流速度代偿性增快 (4) 两侧 VA-V4 段血流速度也可不同程度相应增快	在 ACoA 侧支开放的条件下，压迫病变对侧 CCA，病变侧 PCA-P1 段及 BA 血流速度增快更显著；若 ACoA 侧支未开放，压迫病变对侧 CCA，病变侧 PCA-P1 段及 BA 血流速度无变化	符合 TCD 表现中的第 (2)(3) 项，可判定为后 - 前 PCoA 侧支循环开放
前循环→PCoA→后循环侧支	(1) BA 近段闭塞探及不到血流信号，重度狭窄可探及到狭窄血流信号 (2) PCA-P1 段血流方向逆转 (负向血流频谱)、血流速度代偿性增快 (3) BA 中远段血流方向逆转 (正向血流频谱)，血流速度减慢，搏动指数减低呈低钝血流频谱 (4) 两侧 VA-V4 段高阻力、低流速	压迫 CCA 时，PCA-P1 段及 BA 血流速度下降	符合 TCD 表现中的第 (2)(3) 项，可判定为前 - 后 PCoA 侧支循环开放

注：PCoA：后交通动脉；MCA-M1：大脑中动脉 M1 段；PCA-P1：大脑后动脉 P1 段；ACoA：前交通动脉；BA：基底动脉；CCA：颈总动脉；VA：椎动脉

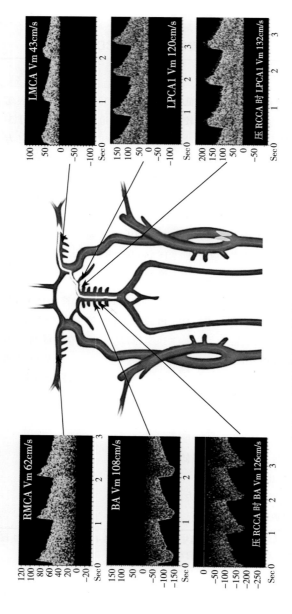

图 5-6　后交通动脉侧支循环途径及开放时 TCD 表现

左侧颈内动脉起始段闭塞：左侧大脑中动脉（LMCA）M1 段呈低钝血流频谱，血流速度较右侧大脑中动脉（RMCA）减慢，搏动指数减低；左侧大脑后动脉 P1 段（LPCA1）血流速度代偿性增快；基底动脉（BA）血流速度代偿性增快；压迫右侧颈总动脉（RCCA），左侧大脑后动脉 P1 段及基底动脉血流速度增快明显

（2）**评估对象**：眼动脉发出之前的颈内动脉重度狭窄或闭塞患者。

（3）**侧支循环途径**：血流从病变侧颈外动脉→颞浅动脉、面动脉、上颌动脉的分支→病变侧眼动脉分支（血流方向逆转）→眼动脉干（血流方向逆转）→病变侧颈内动脉眼段（C6），见图 5-7。

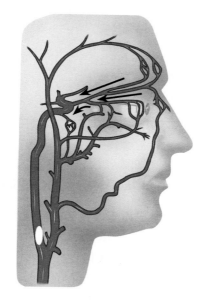

图 5-7　眼动脉侧支循环途径
眼动脉发出之前的颈内动脉重度狭窄／闭塞时
此侧支可开放，图中箭头示侧支血流方向

（4）**重点检测动脉及试验**：大脑中动脉 M1 段、眼动脉和滑车上动脉。根据需要进行病变对侧颈总动脉压迫试验，超声靶动脉为病变侧眼动脉。

（5）**侧支开放的 TCD 表现**：眼动脉侧支循环开放的 TCD 表现见表 5-4、图 5-8。

表 5-4　眼动脉侧支循环开放的 TCD 表现

侧支途径	TCD 表现	压迫试验	判定标准
ECA-OA-ICA 侧支循环开放	(1) 病变侧 MCA-M1 段呈低钝血流频谱,血流速度较对侧同名动脉减慢,搏动指数减低 (2) 病变侧 OA 及滑车上动脉血流方向逆转(负向血流频谱),血流频谱颅内化、搏动指数减低(类似颅内动脉血流频谱) (3) 病变侧 OA 血流速度的高低个体间有差异,取决于代偿供血的多少,代偿的血流量越大流速增快的越明显,甚至可达 MCA 流速水平	在 ACoA 侧支开放的条件下,压迫病变对侧 CCA 时病变侧 OA 血流速度增快更显著	符合 TCD 表现中的第(2)项,可判定为 ECA-OA-ICA 侧支循环开放

注:ECA:颈外动脉;OA:眼动脉;ICA:颈内动脉;MCA-M1:大脑中动脉 M1 段;MCA:大脑中动脉;ACoA:前交通动脉;CCA:颈总动脉

4. 大脑前动脉 - 大脑中动脉软脑膜吻合侧支循环评估

(1) 解剖:大脑中动脉皮质支与大脑前动脉皮质支之间有 5~7 支软脑膜吻合。

(2) 评估对象:大脑中动脉 M1 段慢性进展性闭塞患者。

(3) 侧支循环途径:血流从病变侧大脑前动脉→病变侧大脑前动脉和大脑中动脉的软脑膜吻合血管→病变侧大脑中动脉皮质支,见图 5-9。

(4) 重点检测动脉:大脑中动脉 M1 段和 M2 段、大脑前动脉 A1 段。

(5) 侧支开放的 TCD 表现:①病变侧大脑中动脉 M1 段深度范围检出 1 支或多支低平血流信号(一般 Vs<50cm/s),有时可以检测到不同血流速度(有的流速接近正常范围)和方向的血流信号;②病变侧大脑前动脉 A1 段血流速度代偿性增快,血流方向不变。见图 5-9。

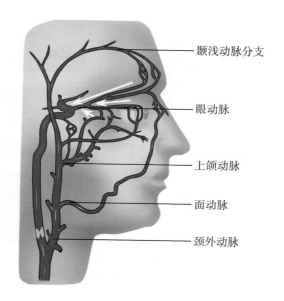

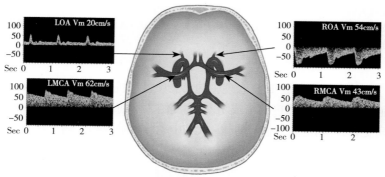

图 5-8　眼动脉侧支循环途径及开放时 TCD 表现

右侧颈内动脉起始段闭塞：右侧大脑中动脉（RMCA）M1 段呈低钝血流频谱，血流速度较左侧大脑中动脉（LMCA）减慢，搏动指数减低；右侧眼动脉（ROA）血流方向逆转（负向血流频谱），血流频谱颅内化，血流速度代偿性增快；左侧大脑中动脉 M1 段及左侧眼动脉（LOA）血流正常

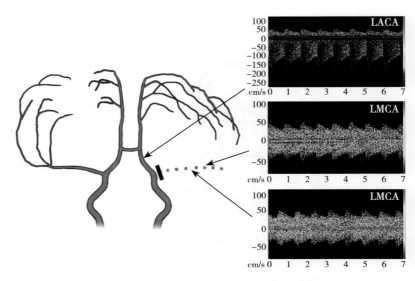

图 5-9　大脑前动脉 - 大脑中动脉软脑膜吻合侧支循环途径及开放时 TCD 表现

左侧大脑中动脉 M1 段慢性进展性闭塞：左侧大脑中动脉（LMCA）主干范围检测出两支低平双向血流信号（Vs<50cm/s）；左侧大脑前动脉（LACA）A1 段血流速度代偿性增快，血流方向不变

　　符合侧支开放 TCD 表现中的第②项，且血管影像学证实存在大脑中动脉 M1 段重度狭窄或闭塞、病变侧大脑前动脉 A1 段无狭窄性病变者，可判定为大脑前动脉 - 大脑中动脉软脑膜吻合侧支开放。

5. 大脑后动脉 - 大脑中动脉软脑膜吻合侧支循环评估

　　(1) 解剖：大脑中动脉皮质支与大脑后动脉皮质支之间有 4~5 支软脑膜吻合。

　　(2) 评估对象：大脑中动脉 M1 段慢性进展性闭塞或颈内动脉、颈总动脉重度狭窄或闭塞患者。

　　(3) 侧支循环途径：血流从病变侧大脑后动脉→病变侧大脑

后动脉和大脑中动脉的软脑膜吻合血管→病变侧大脑中动脉皮质支,见图 5-10、图 5-11。

　　(4) **重点检测动脉**:大脑中动脉 M1 段和 M2 段、大脑后动脉 P1 段和 P2 段。

　　(5) **侧支开放的 TCD 表现**:大脑后动脉 - 大脑中动脉软脑膜吻合侧支循环开放的 TCD 表现见表 5-5、图 5-10、图 5-11。

6. 锁骨下动脉窃血评估

　　(1) **评估对象**:椎动脉发出之前的锁骨下动脉重度狭窄或闭塞患者。

　　(2) **窃血程度**:TCD 对血流方向的改变非常敏感,因此根据病变侧椎动脉 V4 段或 V1 段的血流频谱能够判断是否存在窃血现象以及窃血程度,见图 5-12。

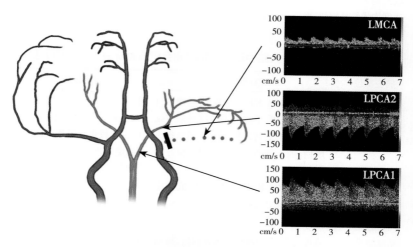

图 5-10　大脑后动脉 - 大脑中动脉软脑膜吻合侧支循环途径及开放时 TCD 表现

左侧大脑中动脉 M1 段慢性进展性闭塞:左侧大脑中动脉(LMCA)主干范围低平血流信号(Vs<50cm/s);左侧大脑后动脉(LPCA)P1 段和 P2 段血流速度均代偿性增快,血流方向不变

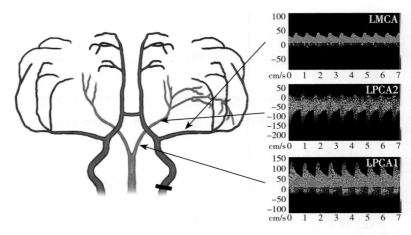

图 5-11　大脑后动脉 - 大脑中动脉软脑膜吻合侧支循环途径及开放时 TCD 表现
左侧颈内动脉起始段闭塞：左侧大脑中动脉（LMCA）M1 段呈低钝血流频谱，血流速度
较右侧大脑中动脉减慢，搏动指数减低；左侧大脑后动脉（LPCA）P1 段和 P2 段血流
速度均代偿性增快，血流方向不变

表 5-5　大脑后动脉 - 大脑中动脉软脑膜吻合侧支循环开放的 TCD 表现

病变部位	TCD 表现	判定标准
MCA-M1 段慢性进展性闭塞	（1）病变侧 MCA-M1 段深度范围检出 1 支或多支低平血流信号（一般 Vs< 50cm/s），有时可以检测到不同血流速度（有的流速近乎正常范围）和方向的血流信号 （2）病变侧 PCA-P1 段和 P2 段血流速度均代偿性增快，血流方向不变	符合 TCD 表现中的第（2）项，且血管影像学证实存在 MCA-M1 段慢性进展性闭塞，可判定为 PCA-MCA 软脑膜吻合侧支开放
ICA 或 CCA 重度狭窄 / 闭塞	（1）病变侧 MCA-M1 段呈低钝血流频谱，血流速度较对侧同名动脉减慢，搏动指数减低 （2）病变侧 PCA-P1 段和 P2 段血流速度均代偿性增快，血流方向不变	符合 TCD 表现中的第（2）项，且血管影像学证实存在 ICA 或 CCA 重度狭窄或闭塞，可判定为 PCA-MCA 软脑膜吻合侧支开放

　　注：MCA-M1：大脑中动脉 M1 段；ICA：颈内动脉；CCA：颈总动脉；PCA-P1：大脑后动脉 P1 段；PCA-MCA：大脑后动脉 - 大脑中动脉

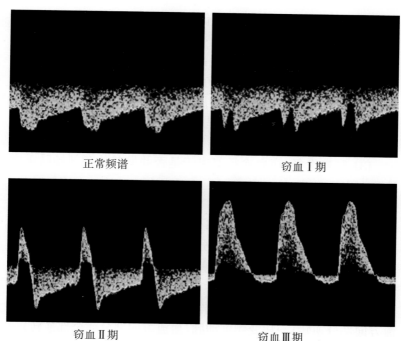

图 5-12　TCD 根据病变侧椎动脉颅内段的血流频谱判断窃血程度

无窃血：病变侧椎动脉颅内段血流速度、血流方向及血流频谱正常；窃血Ⅰ期：病变侧椎动脉颅内段收缩峰变钝、有切迹，切迹的深度各有不同；窃血Ⅱ期：病变侧椎动脉颅内段收缩期血流反向（正向血流），而舒张期血流仍为负向，呈特征性"双向血流频谱"；窃血Ⅲ期：病变侧椎动脉颅内段收缩期和舒张期血流均反向（正向血流），呈"高阻力血流频谱"

1）无窃血：病变侧椎动脉血流速度、血流方向及血流频谱正常，或血流速度减慢、频谱正常或低钝。

2）窃血Ⅰ期（隐匿型窃血）：病变侧椎动脉整体血流方向正常，仅收缩期血流受影响。收缩峰变钝、有"切迹"，切迹的深度各有不同。当切迹不明显时很难判断，需做束臂试验证实。

3）窃血Ⅱ期（部分型窃血）：病变侧椎动脉收缩期血流反

向(正向血流),而舒张期血流仍为负向,呈特征性"双向血流频谱"。

4)窃血Ⅲ期(完全型窃血):病变侧椎动脉收缩期和舒张期血流均反向(正向血流),呈类似于颅外动脉的"高阻力血流频谱"。Ⅲ期窃血频谱应与小脑后下动脉血流相鉴别,小脑后下动脉血流方向也为正向,但血流频谱呈低阻力型,必要时可行束臂试验证实。

(3)窃血途径:窃血途径取决于是否并发其他颈部动脉重度狭窄/闭塞。

1)椎动脉-椎动脉-锁骨下动脉窃血:病变对侧椎动脉血流→椎-基底动脉汇合处→部分血流至基底动脉→部分血流至病变侧椎动脉(血流方向部分或全部逆转)→锁骨下动脉远端。一侧锁骨下动脉起始段闭塞性病变可启动此窃血途径,见图5-13。

2)基底动脉-椎动脉-锁骨下动脉窃血:基底动脉血流(血流方向部分逆转)→病变侧椎动脉(血流方向部分或全部逆转)→锁骨下动脉远端。一侧锁骨下动脉起始段重度狭窄/闭塞,对侧锁骨下动脉或椎动脉也存在闭塞性病变时可启动此窃血途径,见图5-13。

3)枕动脉-椎动脉-锁骨下动脉窃血:血流从病变侧颈外动脉→枕动脉→椎动脉寰枢段→椎动脉横突孔段及椎前段(血流方向部分或全部逆转)→锁骨下动脉远端。一侧锁骨下动脉起始段重度狭窄/闭塞,对侧锁骨下动脉或椎动脉也存在闭塞性病变时可启动此窃血途径,见图5-13。

4)枕动脉-椎动脉-甲状颈干-锁骨下动脉窃血:血流从病变侧颈外动脉→枕动脉→椎动脉V3段→椎动脉V2段(血流方向逆转)→颈升动脉(血流方向逆转)→甲状颈干(血流方向逆转)→锁骨下动脉。一侧锁骨下动脉起始段重度狭窄/闭塞,同侧椎动脉起始段也存在闭塞性病变时可启动此窃血途径,见图

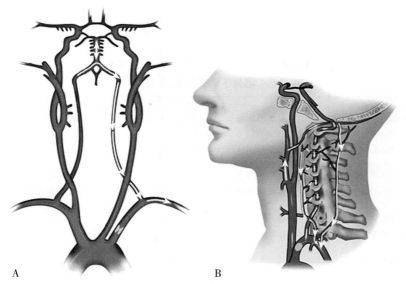

A   B

图 5-13　锁骨下动脉窃血途径

（A）椎动脉 - 椎动脉 - 锁骨下动脉窃血：一侧锁骨下动脉起始段闭塞时可出现此窃血途径；基底动脉 - 椎动脉 - 锁骨下动脉窃血：一侧锁骨下动脉起始段闭塞，对侧锁骨下动脉或椎动脉也存在闭塞性病变时可出现此窃血途径；（B）枕动脉 - 椎动脉 - 锁骨下动脉窃血：一侧锁骨下动脉起始段闭塞，对侧锁骨下动脉或椎动脉也存在闭塞性病变时可出现此窃血途径；枕动脉 - 椎动脉 - 甲状颈干 - 锁骨下动脉窃血、椎动脉 - 肋颈干 - 锁骨下动脉窃血：一侧锁骨下动脉起始段闭塞，同侧椎动脉起始段也存在闭塞性病变时可出现此窃血途径

5-13。

　　5）枕动脉 - 肋颈干 - 锁骨下动脉窃血：血流从病变侧颈外动脉→枕动脉→颈深动脉（血流方向逆转）→肋颈干（血流方向逆转）→锁骨下动脉。一侧锁骨下动脉起始段重度狭窄／闭塞，同侧椎动脉起始段也存在闭塞性病变时可启动此窃血途径，见图5-13。

　　（4）重点检测动脉及试验：椎动脉颅内段及寰枢段、基底动脉、枕动脉。必要时进行病变侧上肢束臂试验进一步判断窃血程度和途径。

(5)**窃血的 TCD 表现**：锁骨下动脉窃血的 TCD 表现见表 5-6、图 5-14。

表 5-6　锁骨下动脉窃血的 TCD 表现

窃血途径	TCD 表现	束臂试验
VA-VA-SubA 窃血	（1）病变侧 VA 呈 Ⅰ / Ⅲ / Ⅲ期窃血 （2）对侧 VA 血流速度代偿性增快	（1）病变侧 VA 窃血程度加重 （2）对侧 VA 血流速度较试验前增快
BA-VA-SubA 窃血	（1）病变侧 VA 呈 Ⅰ / Ⅲ / Ⅲ期窃血 （2）BA 多呈窃血Ⅰ期频谱	（1）病变侧 VA 窃血程度加重 （2）BA 窃血Ⅰ期频谱的切迹加深
OcA-VA-SubA 窃血	（1）病变侧 VA 呈 Ⅰ / Ⅲ / Ⅲ期窃血 （2）同侧枕动脉血流速度代偿性增快	（1）病变侧 VA 窃血程度加重 （2）同侧枕动脉血流速度较试验前增快

注：VA：椎动脉；BA：基底动脉；SubA：锁骨下动脉；OcA：枕动脉

7. 颈内动脉窃血评估

(1)**评估对象**：颈总动脉起始段重度狭窄或闭塞患者。

(2)**窃血途径**：窃血途径取决于是否并发其他颈部动脉重度狭窄 / 闭塞。

1）椎动脉 - 枕动脉 - 颈外动脉 - 颈内动脉窃血：血流从病变侧椎动脉 V1-V3 段→病变侧枕动脉（血流方向逆转）→病变侧颈外动脉主干（血流方向逆转）→病变侧颈动脉分叉处→病变侧颈内动脉。颈总动脉起始段闭塞可启动此窃血途径，见图 5-15。

2）甲状颈干 - 枕动脉 - 颈外动脉 - 颈内动脉窃血：血流从病变侧甲状颈干分支颈升动脉→病变侧椎动脉 V2 段、V3 段→病变侧枕动脉（血流方向逆转）→病变侧颈外动脉主干（血流方向逆转）→病变侧颈动脉分叉处→病变侧颈内动脉。颈总动脉起始段闭塞，同侧椎动脉起始段也存在闭塞性病变时可启动此窃血途径，见图 5-15。

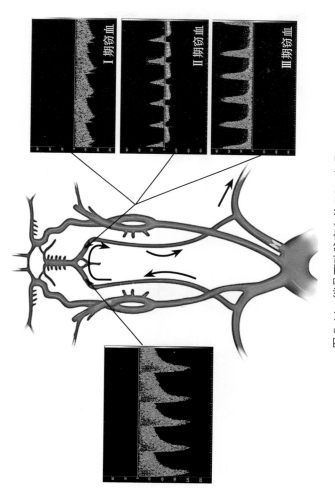

图 5-14　锁骨下动脉窃血的 TCD 表现

左侧锁骨下动脉起始段重度狭窄／闭塞；左侧椎动脉 V4 段可呈 I 、Ⅱ、Ⅲ期窃血频谱；右侧椎动脉 V4 段血流速度代偿性增快，阻力增高；图中箭头示窃血途径

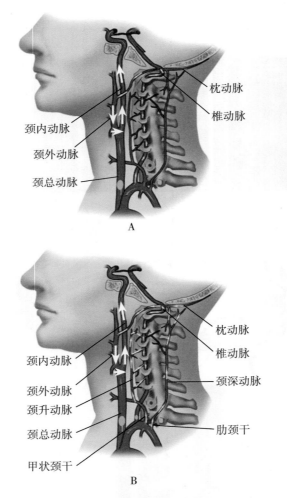

图 5-15　颈内动脉窃血

（A）椎动脉 - 枕动脉 - 颈外动脉 - 颈内动脉窃血：颈总动脉起始段重度狭窄 / 闭塞时可出现此窃血途径；(B)甲状颈干和 / 或肋颈干 - 枕动脉 - 颈外动脉 - 颈内动脉窃血：颈总动脉起始段重度狭窄 / 闭塞，同侧椎动脉起始段也存在闭塞性病变时可出现此窃血途径；图中箭头示血流方向

3）肋颈干 - 枕动脉 - 颈外动脉 - 颈内动脉窃血：血流从病变侧肋颈干分支颈深动脉→病变侧枕动脉（血流方向逆转）→病变侧颈外动脉主干（血流方向逆转）→病变侧颈动脉分叉处→病变侧颈内动脉。颈总动脉起始段闭塞，同侧椎动脉起始段也存在闭塞性病变时可启动此窃血途径，见图 5-15。

（3）重点检测动脉：大脑中动脉 M1 段、颈内动脉起始段、颈外动脉起始段、枕动脉、椎动脉 V3 段、甲状颈干、肋颈干。

（4）窃血的 TCD 表现：颈内动脉窃血的 TCD 表现见表 5-7、图 5-16。

表 5-7　颈内动脉窃血的 TCD 表现

窃血途径	TCD 表现	窃血判定标准
VA-OcA-ECA-ICA 窃血	（1）病变侧 ECA 主干血流方向逆转（正向血流频谱），血流频谱颅内化 （2）病变侧 EICA 呈低钝血流频谱，血流速度较对侧同名动脉减慢，搏动指数减低 （3）病变侧椎动脉 V3 段血流速度代偿性增快，病变侧 OcA 血流反向、血流速度代偿性增快、血流频谱颅内化	符合 TCD 表现中的第(1)(2)项，即可判定 ECA-ICA 窃血；符合第 (3) 项，可判定为 VA-OcA-ECA-ICA 窃血启动
甲状颈干和/或肋颈干-OcA-ECA-ICA 窃血	（1）（2）（3）项同上 （4）病变侧甲状颈干和 / 或肋颈干血流速度代偿性增快	符合 TCD 表现中的第(1)(2)(3)项，且血管影像学证实 CCA 闭塞侧的 VA 起始段也存在闭塞性病变，可判定甲状颈干和 / 或肋颈干 -OcA-ECA-ICA 窃血途径启动

注：VA:椎动脉；ECA:颈外动脉；ICA:颈内动脉；EICA:颈内动脉起始段；OcA:枕动脉；CCA:颈总动脉

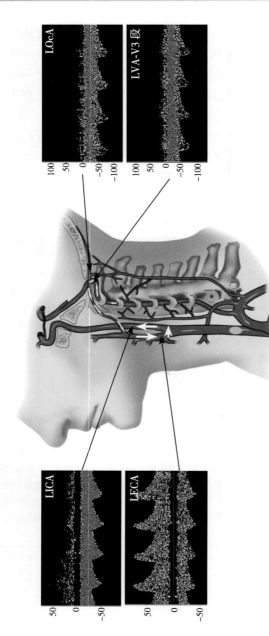

图 5-16 颈内动脉窃血途径及 TCD 表现

左侧颈总动脉闭塞:左侧颈外动脉(LECA)主干血流方向逆转(正向血流频谱),血流频谱颅内化;左侧颈内动脉(LICA)起始段呈低钝血流频谱;此例颈内动脉窃血途径为椎动脉-枕动脉-颈外动脉-颈内动脉,故左侧椎动脉 V3 段(LVA-V3)血流速度代偿性增快,左侧枕动脉(LOcA)血流反向,血流频谱颅内化

8. 潜在 Willis 环侧支循环评估

（1）**评估对象**：颈内动脉轻至中度狭窄患者或择期行颈动脉手术患者。

（2）**重点检测动脉及试验**：大脑中动脉 M1 段、大脑前动脉 A1 段、大脑后动脉 P1 段和基底动脉。需进行颈总动脉压迫试验。

（3）**存在潜在侧支通路的 TCD 表现**：存在潜在 Willis 环侧支通路的 TCD 表现见表 5-8、图 5-17。

表 5-8　存在潜在 Willis 环侧支通路的 TCD 表现

Willis 环侧支	TCD 表现	判定标准
存在潜在 ACoA 侧支	（1）压迫一侧 CCA，同侧 MCA-M1 段血流速度减慢、搏动指数减低、呈低钝血流频谱 （2）压迫一侧 CCA，同侧 ACA-A1 段血流方向逆转（正向血流频谱） （3）压迫一侧 CCA，对侧 ACA-A1 段血流速度代偿性增快	符合 TCD 表现中的第（2）（3）项，即可判定存在潜在 ACoA 侧支
存在潜在 PCoA 侧支	压迫一侧 CCA，同侧 PCA-P1 段、BA 血流速度代偿性增快	压迫一侧 CCA，同侧 PCA-P1 段和 BA 血流速度均增快，即可判定存在潜在 PCoA 侧支

注：ACoA：前交通脉；PCoA：后交通动脉；CCA：颈总动脉；MCA-M1：大脑中动脉 M1 段；ACA-A1：大脑前动脉 A1 段；PCA-P1：大脑后动脉 P1 段；BA：基底动脉

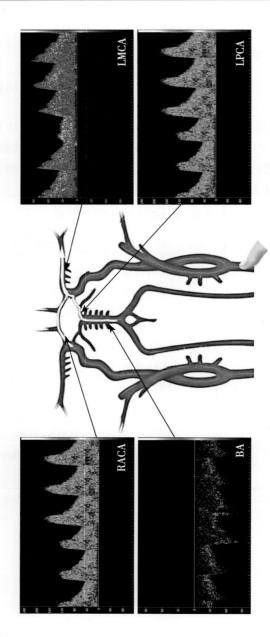

图 5-17 潜在前、后交通动脉侧支循环评估

潜在前交通动脉侧支存在：压迫左侧颈总动脉，左侧大脑中动脉（LMCA）低流速低阻力，左侧大脑前动脉 A1 段（LACA1）血流方向逆转（正向血流频谱），右侧大脑前动脉 A1 段（RACA1）血流速度代偿性增快。潜在后交通动脉侧支存在：压迫左侧颈总动脉，左侧大脑后动脉 P1 段（LPCA1），基底动脉（BA）血流速度代偿性增快

5.3　颈内动脉重度狭窄／闭塞

1. 血管解剖

颈内动脉（internal carotid artery, ICA）由颈总动脉在第 4 颈椎水平（相当于甲状软骨上缘处附近）发出，经颈动脉管入颅。

（1）颈内动脉分段：颈内动脉主干血管造影分为 7 个解剖段，即 C1 段（颈段）、C2 段（岩段）、C3 段（破裂孔段）、C4 段（海绵窦段）、C5 段（床突段）、C6 段（眼段）、C7 段（交通段），见图 5-18。TCD 检测仍按 5 段分法，依据逆血流行程将颈内动脉分为：C1 段（终末段）、C2 段（床突上段）、C3 段（膝段）、C4 段（床突下段或海绵窦段）、C5 段（颅外段）。

颈内动脉 7 分段口诀：1 颈 2 岩 3 破裂 4 海绵 5 床 6 眼交通全。

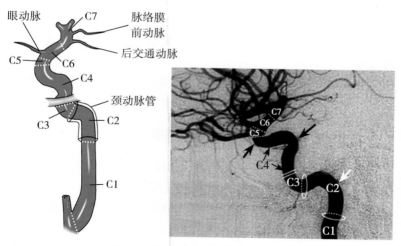

图 5-18　血管造影颈内动脉分段

C1：颈段；C2：岩段；C3：破裂孔段；C4：海绵窦段；C5：床突段；C6：眼段；C7：交通段

（2）**颈内动脉分支**：C1 段全长没有分支。C2 段可分为 2 个亚段：垂直段和水平段。2 个亚段的交界处为膝部。C2 段的主要分支有翼管动脉、颈鼓动脉。C3 段通常没有分支。C4 段分 3 个亚段：①后升部或垂直部；②较长的水平部；③较短的前垂直部。与水平亚段相连接的两个垂直部形成微圆的弯曲，分别称为后膝部及前膝部。C4 段主要分支有：后干，又名脑膜垂体动脉，供应垂体、小脑幕及斜坡；外干也称下外干，起源于海绵窦段的水平部，通常分出 2 或 3 条分支，供应第 3、4、6 脑神经和三叉神经节、海绵窦硬膜；内侧支，供应脑垂体。C5 段通常没有大的分支。C6 段起自远侧硬膜环，终于后交通动脉起点近侧，发出眼动脉及垂体上动脉。C7 段在后交通动脉的起点近侧开始，终于颈内动脉分叉处，即大脑前动脉与大脑中动脉分叉处。主要分支有后交通动脉和脉络膜前动脉。

颈内动脉分支口诀：C1、3、5 分支无，C2 翼管加颈鼓，C4 后干下外干，C6 眼，C7 后交脉络前。

2. 临床表现

颈内动脉重度狭窄 / 闭塞的临床表现与病变的位置、范围、程度及侧支循环建立与否有密切关系。颈内动脉病变的主要临床表现包括：单眼黑矇、偏瘫、偏身感觉障碍、偏盲、失语、视空间忽视、情感反应下降、认知功能下降等。

3. 眼动脉发出前颈内动脉重度狭窄 / 闭塞的 TCD 诊断

颈内动脉颅外段起始部是动脉粥样硬化性狭窄最好发部位，该部位重度狭窄或闭塞可导致动脉 - 动脉栓塞或远端动脉低灌注，是导致缺血性卒中的重要原因。血流频谱群分析的重点应放在颈总动脉、颈内动脉颅外段起始部、虹吸段、终末段和远端的大脑中动脉。眼动脉发出前颈内动脉重度狭窄 / 闭塞的 TCD 诊断见表 5-9，图 5-19。

表 5-9　眼动脉发出前颈内动脉重度狭窄 / 闭塞的 TCD 诊断

病变部位	直接改变	间接改变	需评估的侧支循环
颈内动脉颅外段起始部	(1) 重度狭窄:血流速度明显增快,涡流伴杂音 (2) 闭塞:探及不到血流信号,但要避免将位于 ICA 后方的 VA 误认为 ICA (注意:有时狭窄 / 闭塞的部位在起始部稍靠上,起始部检出的血流频谱为低流速高阻力)	(1) 病变侧 CCA 血流速度较对侧同名动脉减慢、PI 指数增高,呈"低流速高阻力"血流频谱 (2) 病变侧 SCA、TICA、MCA 血流速度较对侧同名动脉减慢,搏动指数减低,呈"低钝血流频谱"	(1) ACoA 侧支 (2) PCoA 侧支 (3) OA 侧支 (4) PCA-MCA 软脑膜吻合侧支
颈内动脉海绵窦段	(1) 重度狭窄:经眼窗,海绵窦段血流速度明显增快,涡流伴杂音 (2) 闭塞:经眼窗检测不到海绵窦段血流信号	(1) 病变侧颈内动脉床突上段、TICA 及 MCA "低流速低阻力"血流频谱 (2) 病变侧颈内动脉颅外段起始部"低流速高阻力"血流频谱	(1) ACoA 侧支 (2) PCoA 侧支 (3) OA 侧支 (4) PCA-MCA 软脑膜吻合侧支

　　注:ICA:颈内动脉;VA:椎动脉;CCA:颈总动脉;SCA:颈内动脉虹吸部;TICA:颈内动脉终末段;MCA:大脑中动脉;ACoA:前交通动脉;PCoA:后交通动脉;OA:眼动脉;PCA:大脑后动脉

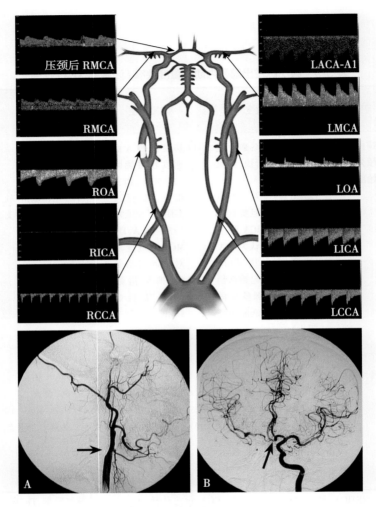

图 5-19　右侧颈内动脉起始段闭塞 DSA 及 TCD 表现

上图 TCD 表现:右侧 ICA 起始段未探及血流信号,右侧 CCA 呈低流高阻血流频谱,右侧 MCA 呈低钝血流,压 LCCA 后 RMCA 血流速度下降,左侧 ACA-A1 段血流速度代偿性增快,右侧 OA 血流方向反向,PI 指数减低,血流速度代偿性增快。检测结论:右侧颈内动脉起始段闭塞,前交通动脉侧支通路开放(左 - 右),右侧眼动脉侧支通路开放。下图 DSA 影像:(A)箭头示 RICA 起始处闭塞;(B)箭头示 ACoA 侧支通路开放

4. 眼动脉发出后颈内动脉重度狭窄／闭塞的 TCD 诊断

颈内动脉交通段（C7 段）是动脉粥样硬化性狭窄好发部位，其重度狭窄／闭塞的 TCD 诊断见表 5-10，图 5-20。

表 5-10　眼动脉发出后颈内动脉重度狭窄／闭塞的 TCD 诊断

病变部位	直接改变	间接改变	需评估的侧支循环
颈内动脉床突上段	(1) 重度狭窄：血流速度明显增快，涡流伴杂音 (2) 闭塞：探及不到血流信号	(1) 病变侧 CCA、ICA 颅外段、海绵窦段血流速度较对侧同名动脉减慢、PI 指数增高 (2) 病变侧 TICA、MCA 血流速度较对侧同名动脉减慢，搏动指数减低，呈"低钝血流频谱"	(1) ACoA 侧支 (2) PCoA 侧支 (3) PCA-MCA 软脑膜吻合侧支
颈内动脉终末段	(1) 重度狭窄：血流速度明显增快，涡流伴杂音 (2) 闭塞：探及不到血流信号	(1) 病变侧 CCA、ICA 颅外段、虹吸段血流速度较对侧同名动脉减慢、PI 指数增高 (2) 病变侧 MCA 血流速度较对侧同名动脉减慢，搏动指数减低，呈"低钝血流频谱"	(1) ACoA 侧支 (2) PCoA 侧支（是否开放取决于病变部位） (3) PCA-MCA 软脑膜吻合侧支

注：TICA：颈内动脉终末段；EICA：颈内动脉颅外段；SCA：颈内动脉虹吸部；MCA：大脑中动脉；ACoA：前交通动脉；OA：眼动脉；PCA：大脑后动脉

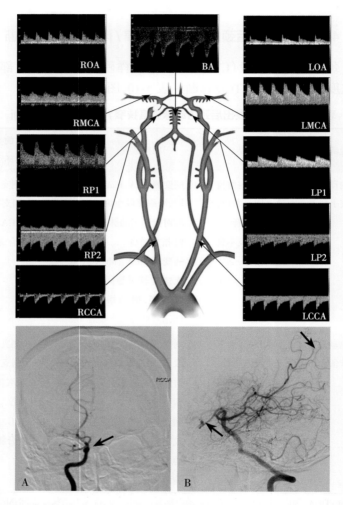

图 5-20　右侧颈内动脉（眼动脉发出后）重度狭窄 / 闭塞的影像及 TCD 表现
上图为眼动脉发出后颈内动脉重度狭窄 / 闭塞的 TCD 表现：右侧 CCA 呈低流高阻血流频谱，右侧 MCA 呈低钝血流，右侧 PCA-P1、P2 段、基底动脉血流速度增快；双侧 OA 血流方向、血流速度正常，检测结论：右侧颈内动脉重度狭窄（眼动脉发出后），右侧后交通动脉开放，右侧 PCA-MCA 软脑膜吻合侧支开放。下图为 DSA 影像：（A）箭头示右侧颈内动脉终末段狭窄；（B）右侧后交通动脉及后软脑膜吻合侧支通路开放

5.4　大脑中动脉重度狭窄／闭塞

1. 血管解剖

大脑中动脉（middle cerebral artery，MCA）是颈内动脉较大的终支，是颈内动脉分出大脑前动脉以后的直接延续。

（1）大脑中动脉分段：大脑中动脉按其走行特点可分为 4 段，即 M1 段（水平段）、M2 段（脑岛段）、M3 段（岛盖段）、M4 段（皮质支），见图 5-21。

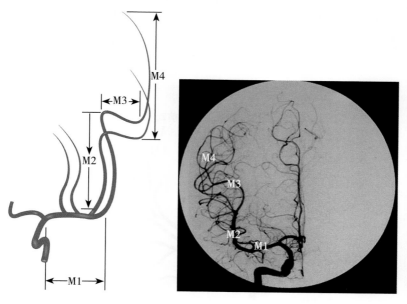

图 5-21　大脑中动脉分段

M1 段：水平段；M2 段：脑岛段；M3 段：岛盖段；M4 段：皮质支

(2) **大脑中动脉分支**：大脑中动脉的分支分为皮质支和中央支两组。

1）皮质支：外侧眶额动脉、额前沟动脉、中央前沟动脉、中央沟动脉、顶前动脉、顶后动脉、颞极动脉、颞前动脉、颞中动脉、颞后动脉、颞枕动脉、角回动脉。在大脑皮质软脑膜内，大脑中动脉皮质支与大脑前动脉、大脑后动脉的皮质支末梢存在着丰富的血管吻合，称为大脑皮质软脑膜吻合，是颅内大脑皮质侧支血供的重要通路。皮质支供应整个大脑半球外侧面广泛区域和岛叶，见图 5-22。

大脑中动脉皮质支口诀：外侧眶额沟 3 条，顶前顶后上干瞧，颞极前中后枕角，6 支动脉下干找。

2）中央支：中央支又称为豆纹动脉（内侧豆纹动脉 2~3 支，外侧豆纹动脉 4~6 支），豆纹动脉供应范围主要为壳核、尾状核、内囊前肢、内囊膝的背外侧和内囊后肢的背部区域。

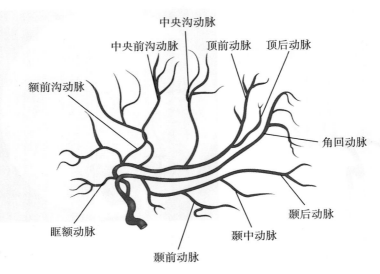

图 5-22　大脑中动脉皮质支

2. 临床表现

大脑中动脉及其分支主要供应额叶、顶叶和颞叶的大部分区域，发生病变时临床表现较为复杂多样，主要包括：偏瘫、偏侧感觉障碍、失语、失读、失写、左右失认、卒中后抑郁、构音障碍、意识混乱、视野缺损、忽视、抓握反射、注意力分散，冷漠、顺行性遗忘或部分逆行性遗忘、意识障碍等。

3. 急性大脑中动脉闭塞的 TCD 诊断

急性大脑中动脉闭塞多由来自心脏的栓子或颈动脉斑块脱落的栓子，突然阻塞大脑中动脉主干所致，其 TCD 诊断见表5-11。

表 5-11　急性大脑中动脉闭塞的 TCD 诊断

TCD 诊断标准	需评估的侧支循环
（1）在确认颞窗存在的前提下，MCA-M1 段深度范围检测不到血流信号（无血流信号）或仅能检测出微小血流信号（收缩期微小血流信号，舒张期无血流信号） （2）经颞窗可以明确检测到 ACA 和 PCA 血流信号 （3）有些患者，特别是发病时间距 TCD 检测时间较长的患者，在 MCA-M2 段范围（取样深度 25~30mm）可以检测到低流速双向血流信号（来源于 ACA 或 PCA 皮质软脑膜吻合侧支血流信号），也可以检测出病变侧 ACA 和／或 PCA 血流速度代偿性增快（软脑膜吻合侧支开放的血流表现）	急性闭塞时，由于 MCA-M1 段处于 Willis 环之外，不能借此环建立前、后交通动脉侧支，二级侧支又不能即刻充分发挥代偿作用，此时 MCA 供血的皮质及深部区域几乎处于无侧支代偿状态，因此患者脑梗死范围大、前循环缺血症状重

注：MCA-M1：大脑中动脉 M1 段；ACA：大脑前动脉；PCA：大脑后动脉

4. 慢性进展性大脑中动脉重度狭窄 / 闭塞的 TCD 诊断

慢性进展性大脑中动脉重度狭窄 / 闭塞的 TCD 诊断见表 5-12、图 5-23。

表 5-12　慢性进展性大脑中动脉重度狭窄 / 闭塞的 TCD 诊断

MCA	TCD 诊断标准	需评估的侧支循环
重度狭窄	MCA-M1 段重度狭窄时,血流速度明显增快、频谱紊乱伴各种杂音信号(涡流、湍流)	(1) 病变侧 ACA-MCA 软脑膜吻合侧支 (2) 病变侧 PCA-MCA 软脑膜吻合侧支
闭塞	(1) 病变侧 MCA-M1 段深度范围,可探及一支或几支流速明显减慢的正向或负向血流信号,一般 Vs<50cm/s,称"低平血流",检出低平血流信号可解释为在大脑中动脉主干范围有细小的新生血管生成 (2) 在病变侧 MCA-M1 段深度范围,有时可以检测到不同血流速度(有的流速近乎正常范围)和方向的血流信号,产生机制尚不明确,可能是豆纹动脉与其他穿支动脉的吻合侧支血流信号	(1) 病变侧 ACA-MCA 软脑膜吻合侧支 (2) 病变侧 PCA-MCA 软脑膜吻合侧支 (3) 3 级侧支新生血管 (4) 在 MCA-M2 段范围(取样深度 25~30mm) 可以检测到低流速双向血流信号,可解释为 ACA-MCA 和(或)PCA-MCA 皮层软脑膜吻合侧支形成,其部分血流反向灌注到 MCA-M2 段

注:MCA:大脑中动脉;ACA:大脑前动脉;PCA:大脑后动脉

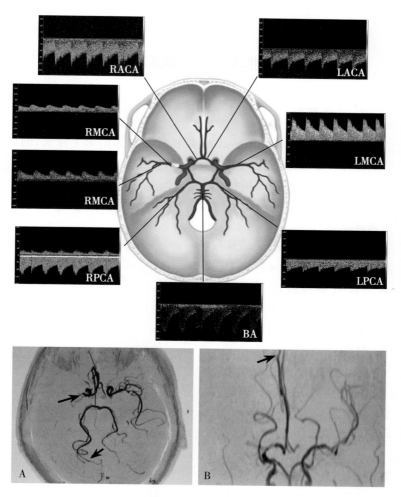

图 5-23   右侧大脑中动脉闭塞 MRA 及 TCD 表现

上图 TCD 表现：右侧 MCA 主干范围内可探及 1 支低平血流信号、1 支低钝血流信号，右侧 ACA-A1 段、大脑 PCA-P2 段、BA 血流速度增快。检测结论：右侧大脑中动脉重度狭窄或闭塞，右侧 ACA-MCA 软脑膜吻合侧支开放，右侧 PCA-MCA 软脑膜吻合侧支开放。下图 MRA 表现：(A)粗箭头示右侧 MCA 闭塞，远端分支未显影；细箭头示右侧 PCA 远端分支延长、增粗；(B)箭头示右侧 ACA 远端分支延长、增粗

5.5 椎动脉重度狭窄／闭塞

1. 血管解剖

椎动脉（vertebral artery, VA）是锁骨下动脉的第 1 分支，通过第 6 至第 1 颈椎横突孔上行，经枕骨大孔入颅后在脑桥延髓交界附近，与对侧椎动脉汇合为基底动脉。

（1）椎动脉分段：椎动脉按其走行特点可分为 4 段：V1 段（骨外段或椎前段）、V2 段（横突孔段）、V3 段（脊椎外段或寰枢段）、V4 段（硬膜内段或颅内段），见图 5-24。

（2）椎动脉分支：颈部分支（脊髓支，肌支），颅部分支（脑膜支、脊髓前动脉、脊髓后动脉、小脑后下动脉）。

1）颈部分支：①脊髓支：为许多小支，经椎间孔进入椎管，供应脊髓及其被膜，并与其他的脊髓动脉相吻合；②肌支：供应附近深层肌并与枕动脉、颈深动脉和颈升动脉相吻合。

2）颅内分支：脑膜支、脊髓前动脉、脊髓后动脉、小脑后下动脉。小脑后下动脉（posterior inferior cerebellar artery, PICA）是椎动脉颅内分支中最大的一支，一般起于椎动脉行至延髓橄榄下端处，有时其起点很高，可自基底动脉发出，或与小脑前下动脉共

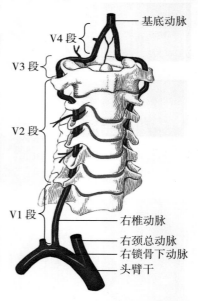

图 5-24　椎动脉分段

（图中标注：基底动脉、V4 段、V3 段、V2 段、V1 段、右椎动脉、右颈总动脉、右锁骨下动脉、头臂干）

干。小脑后下动脉分为内侧、外侧支。内侧支供应小脑半球下面和下蚓部,外侧支供应小脑半球下面的外侧缘,并与小脑前下动脉和小脑上动脉分支相吻合。

2. 临床表现

椎动脉起始部病变很少引起慢性后循环系统严重缺血,头晕是椎动脉起始部导致 TIA 的最常见症状,通常会伴其他后循环缺血的症状,如复视、振动幻觉、下肢无力、轻偏瘫或麻木等症状。椎动脉颅内段病变最常见的症状和体征与延髓外侧部缺血有关。延髓梗死主要表现为以下特殊综合征:

(1) 延髓背外侧综合征(Wallenberg's syndrome):病因为椎动脉颅内段最大分支小脑后下动脉粥样硬化性闭塞导致其供应的延髓的终末动脉缺血,使延髓背外侧核团和传导束受累。临床表现:①眩晕和眼震最为常见;②饮水呛咳、吞咽困难、声音嘶哑及构音障碍;③病灶侧 Horner 综合征;④病灶侧面部痛温觉减退、角膜反射消失;⑤病灶对侧偏身感觉障碍;⑥病灶侧肢体小脑共济失调。

(2) 延髓旁正中综合征(Dejerine's syndrome):病因为椎动脉颅内段闭塞,导致深穿支供血区梗死。临床表现:①病灶侧舌下神经瘫;②对侧肢体偏瘫;③病灶对侧深感觉障碍。

(3) 延髓被盖综合征(Babinski-Nageotte's syndrome):病因为椎 - 基底动脉闭塞,使延髓旁正中动脉和长旋动脉供血区均出现梗死。临床表现:①饮水呛咳、吞咽困难、声音嘶哑及构音障碍;②交叉和分离性感觉障碍;③眩晕、恶心、呕吐及眼震;④病灶侧 Horner 综合征;⑤步态不稳;⑥病灶对侧肢体轻偏瘫。

3. 椎动脉重度狭窄／闭塞的 TCD 诊断

椎动脉重度狭窄／闭塞的 TCD 诊断见表 5-13、图 5-25。

表 5-13　椎动脉重度狭窄 / 闭塞的 TCD 诊断

病变部位	直接改变	间接改变	需评估的侧支循环
V1 段	(1) 重度狭窄时 TCD 为狭窄血流特征 (2) 闭塞时探及不到血流信号,但由于邻近的甲状颈干和 / 或肋颈干可代替 VA 向颅内供血,血流频谱类似于 VA,检测时应注意识别	病侧 V3 段和 V4 段血流速度较对侧同名动脉减慢,搏动指数减低,呈"低流速低阻力"血流频谱(低钝血流频谱),此频谱在 V3 段更明显	(1) 对侧 VA-BA 的功能性代偿 (2) ECA-OcA-VA 侧支 (3) 颈升动脉 -VA 侧支 (4) 颈深动脉 -VA 侧支 后两条侧支通路的 TCD 评估需借助血管影像学检查协助判断
V4 段	(1) 重度狭窄时 TCD 为狭窄血流特征 (2) 闭塞时探及不到血流信号	(1) 一侧 V4 段闭塞,V3 段也很难检测到血流信号,V1 段呈高阻力小尖波、舒张期无血流;病变对侧 V4 段代偿性血流速度增快 (2) 两侧 V4 段闭塞,V3 段也很难检测到血流信号,V1 段呈高阻力小尖波、舒张期无血流;BA 全段可探及血流方向逆转的低钝血流信号(正向血流频谱)	(1) 一侧 V4 段闭塞,BA 的血液主要由病变对侧 VA 供应,病变侧 V4 段以下的二级侧支失去代偿作用 (2) 两侧 V4 段闭塞,后循环动脉的血液主要由前循环 -PCoA- 后循环侧支供应

注:VA:椎动脉;BA:基底动脉;PCoA:后交通动脉;ECA:颈外动脉;OcA:枕动脉

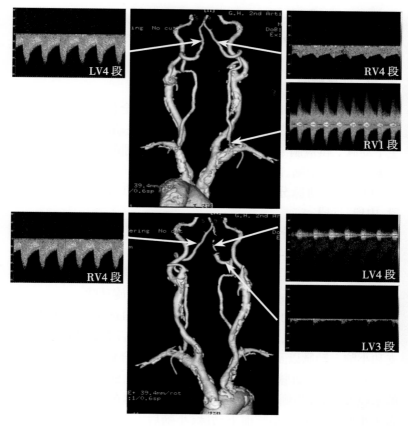

图 5-25　椎动脉重度狭窄 TCD 表现

上图右侧 VA-V1 段重度狭窄 TCD 血流表现:右侧 VA-V1 段血流速度增快,涡流伴杂音,右侧 VA-V4 段呈低钝血流,左侧 VA-V4 段血流速度代偿性增快;下图左侧 VA-V4段重度狭窄 TCD 表现:左侧 VA-V4 段血流速度增快,涡流伴杂音,左侧 VA-V3 段呈低流高阻血流,右侧 VA-V4 段血流速度代偿性增快

5.6 基底动脉重度狭窄／闭塞

1. 血管解剖

基底动脉（basilar artery，BA）为一单干，全长约 3cm，由左右两条椎动脉在脑桥下缘汇合而成，是椎 - 基底动脉系统中的一条主干动脉。供应脑干大部、小脑中部及上部、蚓部、枕叶及颞叶（与大脑后动脉）、中脑、部分丘脑、内囊后部等。

(1) 基底动脉分段：椎动脉按其走行特点可分为 3 段，即近段、中段、远段。

(2) 基底动脉分支：分为脑桥支、小脑前下动脉、小脑上动脉、大脑后动脉，见图 5-26。

1）脑桥支：发自基底动脉前方和两侧的多数分支，供应脑桥及其附近区域，包括旁中央动脉、短旋动脉、长旋动脉。

2）小脑前下动脉（anterior inferior cerebellar artery，AICA）：从基底动脉下端发出，分成两支（内侧支与小脑后下动脉吻合，外侧支和小脑上动脉以及小脑后下动脉的分支吻合）。

3）小脑上动脉（superior cerebellar artery，SCA）：自基底动脉的末段发出，分为蚓支和半球支。小脑上动脉在软脑膜内分支分布于小脑上面并与小脑前下动脉、小脑后下动脉分支相吻合，同时也供应脑桥、松果体、上髓帆和第三脑室脉络丛。

4）大脑后动脉（posterior cerebral artery，PCA）：是基底动脉的一对终末分支，在脑桥上缘附近发出，与小脑上动脉并行，大脑后动脉分为 4 段，见图 5-27。大脑后动脉的分支：①中央支：供应丘脑、下丘脑、底丘脑、膝状体以及大部中脑；②皮质支（颞下前动脉、颞下中动脉、颞下后动脉、顶枕动脉、距状沟动脉），见图 5-28，分布范围主要是半球底面和内侧面的部分。包括海马

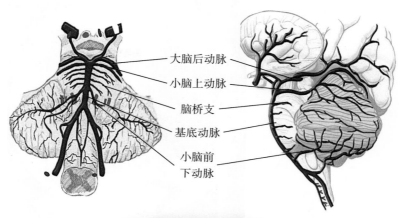

大脑后动脉

小脑上动脉

脑桥支

基底动脉

小脑前
下动脉

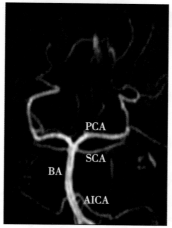

图 5-26 基底动脉分支

AICA：小脑前下动脉；BA：基底动脉；SCA：小脑上动脉；PCA：大脑后动脉

回、梭状回、颞下回、舌回、穹窿回峡、楔叶、楔前叶后 1/3 及顶上小叶后部。

大脑后动脉皮质支口诀：颞下前中后，顶枕距状沟。

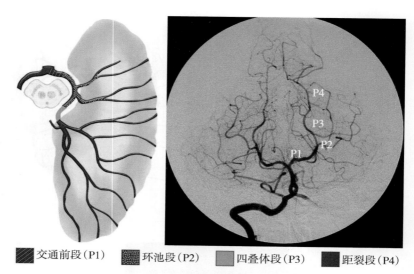

交通前段（P1）　　环池段（P2）　　四叠体段（P3）　　距裂段（P4）

图 5-27　大脑后动脉分段

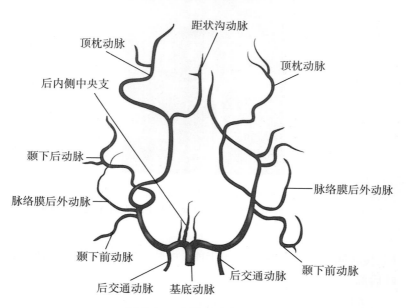

图 5-28　大脑后动脉皮质支

2. 临床表现

基底动脉及其分支主要供应脑干大部、小脑中部及上部、蚓部、枕叶及颞叶（与大脑后动脉）、中脑、部分丘脑、内囊后部等。发病时的临床表现包括：肢体瘫痪、延髓性麻痹（球麻痹）、感觉丧失或小脑功能异常、眼球运动异常、眼震、其他眼部体征（眼睑下垂、瞳孔缩小、斜视）、昏迷等。基底动脉在完全闭塞前多表现为 TIA，其临床表现为：复视，头晕，无天旋地转感，双下肢无力，不同肢体发作性无力等。基底动脉梗死主要存在下列综合征：

（1）基底动脉尖综合征：其病因主要包括基底动脉尖栓塞、血栓形成或血管变异。临床表现：①不同程度的意识障碍；②瞳孔异常和眼球运动障碍；③肢体瘫痪，肌张力改变和病理征阳性；④警觉、注意力和行为异常，幻觉；⑤半身投掷症和异常运动。

（2）闭锁综合征：基底动脉主干或穿支引起双侧脑桥腹侧部梗死。临床表现：①意识清楚，缄默无语；②可完成睁闭眼指令，双眼水平运动受限，仅可完成眼球垂直运动，瞳孔对光反射、调节及辐辏反射均正常；③双侧中枢性面舌瘫，真性延髓性麻痹；④听力正常；⑤四肢瘫痪，双侧病理征阳性。

3. 基底动脉重度狭窄／闭塞的 TCD 诊断

基底动脉重度狭窄／闭塞的 TCD 诊断见表 5-14、图 5-29。

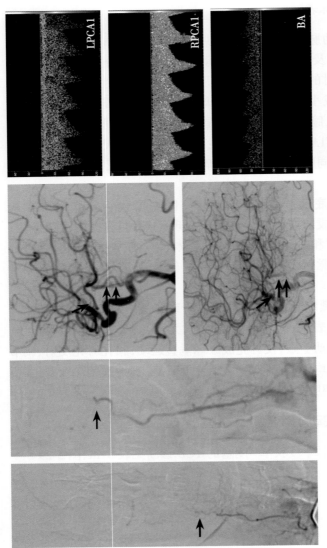

图 5-29　基底动脉近段闭塞的影像 DSA 及 TCD 表现

左图 DSA 表现:基底动脉近段闭塞,双侧椎动脉终止于 V2 段远端(箭头)。双侧后交通动脉开放,血流从右侧颈内动脉 C7 段→双侧后交通动脉(箭头)→双侧大脑后动脉 P1 段→基底动脉中远段(双箭头)。右图 TCD 表现:双侧大脑后动脉 P1 段反向,血流速度代偿性增快。基底动脉血流信号减弱,血流反向,血流速度减慢,PI 指数减低

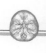

表 5-14　基底动脉重度狭窄／闭塞的 TCD 诊断

病变部位	直接改变	间接改变	需评估的侧支循环
BA 近段	重度狭窄时 TCD 为狭窄血流特征	BA 近段闭塞： (1) BA 中、远段可探及逆向血流信号（正向血流频谱），可解释为 ICA-PCoA-PCAP1 段 -BA 远段、中段侧支循环开放 (2) PICA 血流速度代偿性增快，可解释为 PICA-SCA 软脑膜吻合侧支循环开放 (3) 椎动脉 V4 段血流速度代偿性增快、阻力增高，可解释为 PICA-SCA 软脑膜吻合侧支循环开放	(1) ICA-PCoA-BA 侧支 (2) MCA-PCA 软脑膜吻合侧支 (3) PICA-SCA 软脑膜吻合侧支 第 (2) 项 TCD 很难评估
BA 远段	重度狭窄时 TCD 为狭窄血流特征	BA 远段闭塞： BA 近段、中段及椎动脉 V4 段低流速高阻力，PCA 低流速低阻力	(1) I C A - P C o A - P C A 侧支 (2) MCA-PCA 软脑膜吻合侧支 第 (2) 项 TCD 很难评估

注：VA：椎动脉；BA：基底动脉；PCoA：后交通动脉；ECA：颈外动脉；ICA：颈内动脉；PCA：大脑后动脉；PICA：小脑后下动脉；SCA：小脑上动脉；MCA：大脑中动脉

5.7　颈总动脉重度狭窄／闭塞

1. 血管解剖

左侧颈总动脉（common carotid artery，CCA）起自主动脉弓的顶端，右颈总动脉自头臂干发出。约在甲状软骨上缘，第 4 颈椎平面分成颈内动脉及颈外动脉，见图 5-30。颈总动脉一般无分支。

2. 临床表现

颈总动脉重度狭窄 / 闭塞在临床上较为少见，其临床表现与病变程度、侧支循环建立与否密切相关。颈总动脉病变的主要临床表现与颈内动脉重度狭窄 / 闭塞的临床表现十分近似，在此不做过多论述。

3. 颈总动脉重度狭窄 / 闭塞的 TCD 诊断

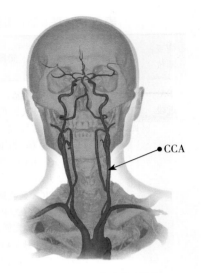

图 5-30　颈总动脉解剖

颈总动脉重度狭窄 / 闭塞的 TCD 诊断见表 5-15，图 5-31。

图 5-31　左侧颈总动脉重度狭窄 DSA 及 TCD 表现

上图 TCD 表现：左侧 CCA 血流速度增快，左侧 ICA 呈低钝血流，左侧 ECA 血流方向逆转，PI 指数减低；左侧 MCA 呈低钝血流，右侧 ACA 血流速度增快，压右侧 CCA 后左侧 MCA 血流速度减慢。检测结论：左侧颈总动脉狭窄，前交通动脉侧支通路开放，左侧颈内动脉窃血。下图 DSA 显示：(A)箭头示左侧颈总动脉重度狭窄；(B)箭头示前交通动脉侧支通路开放；(C)箭头示代偿血流方向为左侧甲状颈干→颈升动脉(箭头)→左侧枕动脉→左侧颈外动脉(空箭头)→左侧颈内动脉

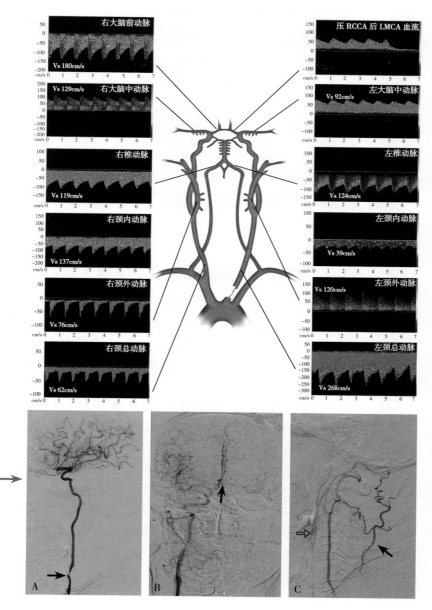

表 5-15　颈总动脉重度狭窄 / 闭塞的 TCD 诊断

病变部位	直接改变	间接改变	需评估的侧支循环
CCA 重度狭窄 / 闭塞	(1) 重度狭窄时 TCD 表现为狭窄血流,狭窄后段血流低钝,但 TCD 对 CCA 狭窄的检测不敏感 (2) 闭塞时 CCA 干探及不到血流信号,但由于同侧椎动脉颅外段血流速度代偿性增快,不要误认为是 CCA	CCA 的远端动脉(ICA 起始段、虹吸段、终末段和 MCA)血流速度较对侧同名动脉减慢,搏动指数减低,呈低钝血流频谱	(1) ACoA 侧支 (2) PCoA 侧支 (3) ICA 窃血 (4) PCA-MCA 软脑膜吻合侧支

注:ICA:颈内动脉;CCA:颈总动脉;MCA:大脑中动脉;ACoA:前交通动脉;PCoA:后交通动脉;PCA:大脑后动脉

5.8　锁骨下动脉重度狭窄 / 闭塞

1. 血管解剖

锁骨下动脉(subclavian artery,SubA)左右各一,左锁骨下动脉直接起自主动脉弓;右锁骨下动脉在右侧胸锁关节上缘的后方起自头臂干。

(1) 锁骨下动脉分段:锁骨下动脉按其走行特点可分为 3 段,居前斜角肌内侧的为第一段,位于前斜角肌后方的为第二段,在前斜角肌外侧的为第三段。

(2) 锁骨下动脉分支:椎动脉、胸廓内动脉、甲状颈干、肋颈干、肩胛背动脉,见图 5-32。以下重点论述甲状颈干和肋颈干。

1) 甲状颈干(thyrocervical trunk,TT)为起于锁骨下动脉第一段前上壁的一条短干,组成变化较多。在椎动脉外侧、前斜角肌内侧缘附近起始,长约 1.0~2.0cm,迅即分为甲状腺下动脉、肩胛上动脉、颈升动脉、颈横动脉和颈浅动脉等分支。颈升动脉(ascending cervical artery,ACA)于甲状腺下动脉转向内侧时发出,

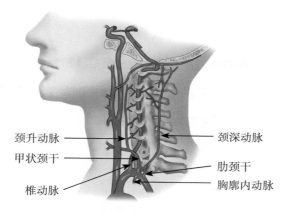

颈升动脉　　　　　　　　　　　颈深动脉
甲状颈干
　　　　　　　　　　　　　　　肋颈干
椎动脉　　　　　　　　　　　　胸廓内动脉

图 5-32　锁骨下动脉分支

在颈椎横突前结节前面上升,行于头长肌与前斜角肌之间,并发出 1~2 根穿支经椎间孔进入椎管,见图 5-32。

2) 肋颈干(costocervical trunk,CcT)在右侧为一短干,起自右锁骨下动脉第二段后壁;在左侧起自左锁骨下动脉第二段,其向后弯曲覆盖胸膜顶达第 1 肋颈处分成肋间上动脉和颈深动脉。颈深动脉(deep cervical artery,DCA):向后于第 8 颈神经上方、第 7 颈椎的横突和第 1 肋骨颈之间走行,然后在头半棘肌和颈椎间上升达第 2 颈椎水平,其供应邻近诸肌并与枕动脉降支的深支和椎动脉分支吻合,见图 5-32。

2. 临床表现

锁骨下动脉提供上肢及部分脑的血供,病变的临床表现主要为后循环缺血的神经系统症状和上肢缺血性症状。后循环缺血症状多在狭窄侧上肢活动后出现,表现为眩晕、视力损害、复视、晕厥、共济失调、不协调的运动和感觉症状。少数患者可出现"跌倒发作"。上肢症状是由缺血引起的,通常包括感觉异常、发冷、无力等。上肢活动后迅速无力,可出现静息痛及皮肤苍白,运动时极少出现疼痛。指尖坏疽、前臂及手萎缩较罕见。大部分患者狭窄侧桡动脉搏动迟滞、减弱或消失。

3. 锁骨下动脉重度狭窄 / 闭塞的 TCD 诊断

锁骨下动脉重度狭窄 / 闭塞的 TCD 诊断见表 5-16,图 5-33。

表 5-16 锁骨下动脉重度狭窄 / 闭塞的 TCD 诊断

病变部位	直接改变	间接改变	需评估的窃血途径
SubA 重度狭窄 / 闭塞	(1) 重度狭窄时 TCD 表现为狭窄血流,但左侧 SubA 的位置较深,不易检测到狭窄血流,可能会检测到狭窄后血流速度不够诊断标准但频谱紊乱的血流信号或低钝血流信号 (2) 闭塞时探及不到血流信号	(1) 病变侧 SubA 远端:与对侧同名动脉比较,血流速度减慢,搏动指数降低,失去了舒张早期血流反向的频谱形态 (2) 病变侧肱动脉和桡动脉的血流改变:血流速度和血流频谱改变与狭窄程度和窃血量有关。狭窄越严重,血流速度减慢和血流频谱改变越明显;窃血量大则血流速度减低和频谱改变不明显,窃血量少则血流速度下降和频谱改变明显。窃血量少时,肱动脉和桡动脉血流速度明显降低,血流频谱低平,似"小土丘状"	(1) VA-VA-SubA 窃血 (2) BA-VA-SubA 窃血 (3) OcA-VA-SubA 窃血 (4) OcA-VA- 颈升动脉 - 甲状颈干 -SubA 窃血 (5) OcA- 颈深动脉 - 肋颈干 -SubA 窃血 一侧 SubA 闭塞伴对侧 VA 或 SubA 狭窄时可发生(2)(3) 项窃血;一侧 SubA 闭塞伴同侧 VA 起始段重度狭窄或闭塞时可发生(4)(5) 项窃血

注:SubA:锁骨下动脉;VA:椎动脉;BA:基底动脉;OcA:枕动脉

图 5-33 右侧锁骨下动脉重度狭窄 DSA 及 TCD 表现

上图 TCD 表现:右侧锁骨下动脉血流速度明显增快,涡流伴杂音;右侧肱动脉、桡动脉血流速度减慢,PI 指数减低;右侧椎动脉呈 II 期窃血频谱,束臂试验后为 III 期窃血频谱;左侧椎动脉血流速度增快。下图 DSA 显示:(A)箭头示右侧锁骨下动脉狭窄;(B、C)箭头示血流从左侧椎动脉(粗箭头)→基底动脉近端→右侧椎动脉(逆向血流,细箭头)

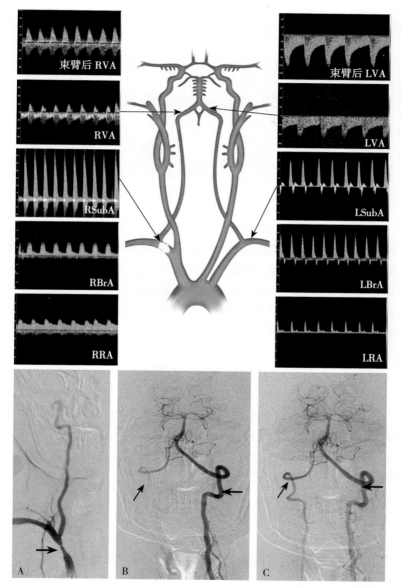

（王佳楠　黄艾华　张雄伟）

第6章

TCD 监测技术及其他临床应用

目前,TCD 技术在临床上除了用于诊断脑动脉狭窄/闭塞、评估侧支循环或窃血外,对微栓子监测、诊断和监测自发性蛛网膜下腔出血血管痉挛、判断脑血流循环停止、颈动脉内膜剥脱术和脑动脉支架成形术围手术期监测、监测溶栓及超声助溶和功能TCD 等方面均进行了大量深入的临床研究,积累了一定的临床经验,并得到循证医学的充分肯定。

6.1 微栓子监测

采用 TCD 监测技术发现血流中一些血小板或血栓碎片等固体栓子或气体栓子会产生短时程高强度信号(high-intensity transient signals,HITS),将其称作微栓子信号(microembolic signal,MES)。

1. 监测对象

微栓子监测对象:①有潜在心脏源性栓塞疾病患者:心房纤颤、瓣膜性心脏病、房间隔缺损和卵圆孔未闭等;②有动脉 - 动脉栓塞源性疾病患者:颈内动脉狭窄、颈内动脉夹层动脉瘤、颅内大动脉狭窄;③行脑血管造影术、颈内动脉内膜剥脱术、颈动脉支架成形术、冠状动脉搭桥术患者。

2. 临床应用

(1) 判断栓子来源: 通过探头在不同部位的监测、改变被检血管和深度设置,可对栓子来源进行筛选,如心源性、颈动脉源性和大脑中动脉源性栓子。①心源性栓子:通过双通道多深度探头监测,发现随机发生在双侧、前后循环的栓子可能来源于主动脉弓、心脏或肺动静脉瘘;②颈动脉源性栓子:始终发生于一侧前循环的栓子信号,可能来源于该侧的颈动脉系统;③应用多深度监测同一支大脑中动脉,始终发生在远端深度的栓子信号,可能来源于该动脉的局限性狭窄。

(2) 鉴别固体或气体栓子: 血流中的 MES 可以是固体颗粒或气体。微栓子监测对于气体或固体栓子的鉴别具有重要临床价值。由于固体与气体栓子的组成不同,栓子的声波散射特性也存在明显的差异性。利用双频多普勒探头有可能鉴别固体和气体栓子。

(3) 在潜在心脏源性栓塞疾病中的应用: 人工心脏瓣膜(主要是机械瓣)置换术后患者,其 MES 主要是气体,但 MES 的存在和多少不能作为人工心脏瓣膜患者瓣膜血栓栓塞活动性或患者卒中风险的指征,不能指导临床的抗凝治疗。慢性心源性栓塞疾病中的 MES 发生率和 MES 数目具有高度变异性,反映了不同心脏病理状态的异质性。但潜在心源性栓塞患者中 MES 的监测是否有助于预测临床栓塞事件尚有待于进一步研究。

(4) 在颅内外大动脉疾病中的应用: ①颈动脉狭窄:症状性狭窄的 MES 阳性率高于无症状性狭窄的 MES 阳性率,随狭窄程度加重 MES 阳性率升高。症状性颈动脉狭窄和无症状性颈动脉狭窄的 MES 可以预测再发缺血性事件。②颅内动脉狭窄:症状性狭窄的 MES 阳性率高于无症状性 MES 阳性率。

(5) 作为评估抗栓药物疗效的指标: 动脉粥样硬化性卒中的

早期,氯吡格雷联合阿司匹林双联抗血小板治疗较单药治疗MES发生率下降明显,有减少卒中的趋势。在大动脉狭窄出现症状的早期,如能尽快终止微栓子的继续发生,将有效降低再发卒中的风险。

3. 监测方法及注意事项

(1) 监测方法:①监测前行颈部及颅内动脉常规TCD检查,明确颞窗情况,选择靶动脉;②启动微栓子监测软件(建议选择双通道多深度软件),录入患者信息,调整深度为40~60mm,取样容积5~10mm,增益30~50,取消包络线,设定自动监测阈值5~9dB;③嘱患者仰卧位,将2MHz监护探头用头架固定在双侧颞窗,寻找到双侧大脑中动脉M1段(或其他要监测的血管)最佳血流信号,随后降低增益使背景信号减弱为蓝色,血流信号能分辨出血流频谱轮廓即可;④有缺血症状患者记录30分钟,无症状患者记录30~60分钟;⑤监测结束后回放记录,逐个鉴别栓子信号与伪迹。

(2) 注意事项:①任何一条颅内外动脉都可作为监测血管,选取哪一条颅内血管作为监测血管与所要检查的目的和栓子源的位置有关,最为常选的动脉是大脑中动脉;②选取适当取样容积,双深度间距离要大于取样容积;③监测时要调低增益,血流信号过强将掩盖栓子信号。

4. 监测结果分析

(1) 微栓子信号特征:①短时程:时程一般<300ms,多在2~100ms之间;②高强度:信号强度高于背景血流信号3dB以上;③单方向:与血流方向一致出现在血流频谱中,可以在心动周期内随意出现;④音频:MES伴有尖锐"哨音"或"鸟鸣音"高音频信号;⑤时间差:应用双深度探头监测,在同一时间内可以检测到两个不同深度范围的取样容积,微栓子是移动的,因此在双深度之间有时间差;⑥斜轨迹:应用M-模监测,MES在多深度彩色血流

带上呈现一有斜度的高强度轨迹。

　　MES 的识别主要靠操作者,不能只依赖仪器,以上 6 个特征是识别和确认 MES 的关键点,见图 6-1。

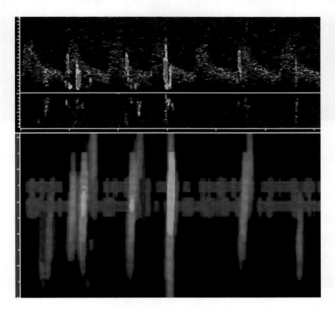

图 6-1　微栓子信号特征

微栓子的信号特征为:①短时程(<300ms);②高强度(≥背景信号 3dB);③单方向出现在血流频谱中任一位置;④伴有鸟鸣音;⑤在双深度之间有时间差;⑥ M- 模上呈现一有斜度的高强度轨迹

　　(2) 固体栓子和气体栓子的区别:气体栓子信号数目多,且连续出现或于同一时间出现而叠加,气栓信号 >25 个时不能分清栓子的具体数目,称之为"栓子雨帘",见图 6-2。气体栓子信号的声强明显高于背景信号,可达 60dB 以上。大气泡栓子信号可超出多普勒包络线范围。而固体栓子(血栓、血小板聚集和粥样斑块等)信号声强虽高于背景信号,但低于气栓信号,多小于 40dB,信号在多普勒包络线之内。

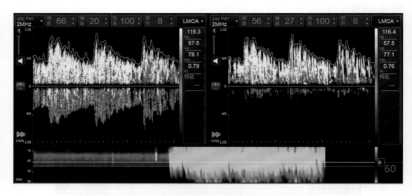

图 6-2　气体栓子信号频谱及 M- 模

频谱图:连续出现多个气体栓子信号,并于同一时间出现而叠加,呈"栓子雨帘"频谱;M- 模:在多深度彩色血流带上,多个气体栓子的高强度信号呈现斜行轨迹

(3) 伪差信号特征:微栓子监测过程中,如果探头移动、患者咳嗽、说话甚至肌肉收缩等均可产生类似微栓子的伪差信号,鉴别伪差信号是非常重要的。伪差信号特征:①没有方向性,基线上下都出现,而且基本对称;②用双深度探头监测时,在双深度之间没有时间差;③在 M- 模多深度彩色血流带上,伪差信号的高强度没有斜行轨迹,见图 6-3。

6.2　诊断和监测自发性蛛网膜下腔出血血管痉挛

　　脑血管痉挛(cerebrovascular spasm,CVS)常发生于自发性蛛网膜下腔出血(subarachnoid hemorrhage,SAH)。血管痉挛时管腔极度变细,灌注衰竭将导致迟发性缺血性神经功能障碍(delayed ischemic neurologic deficits,DIND),致残率和致死率较高。监测的主要目的:通过监测颅内动脉血流速度及 Lindegaard 指数,可在出现临床症状几天前判断是否发生大血管痉挛、痉挛的程度、发展过程及转归,并可指导临床用药及评价治疗效果。

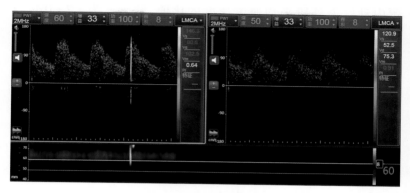

图 6-3　伪差信号频谱及 M- 模

频谱图:伪差信号在基线上下基本对称出现,用双深度探头监测时,在双深度之间没有时间差;M- 模:在多深度彩色血流带上,伪差信号的高强度没有斜行轨迹

1. 监测方法

监测方法:①临床医师和 TCD 操作医生应根据患者发病的具体时间(自发性 SAH 后的时间)、病情的严重度共同制定监测程序,一般情况下 TCD 每天检测 1~2 次,特别在发病 3、8、12 天时进行 TCD 检测;②TCD 首次监测非常重要,特别是对发病后很快来院就诊的患者,这些患者往往还没有发生血管痉挛,可以获得血流速度基线值,为以后的检测对比奠定基础;③TCD 监测应在神经内外科监护病房床边完成,严禁反复搬动患者到门诊检查;④根据药物、手术及介入治疗的需要随时增加检测次数或进行 TCD 连续监测;⑤做好每次 TCD 检测的储存和记录工作,最好使用设计好的专用血流速度变化趋势记录表。

2. 监测指标

监测指标:①平均血流速度;②Lindegaard 指数(Lindegaard index,LI),又称血管痉挛指数:大脑中动脉平均血流速度与

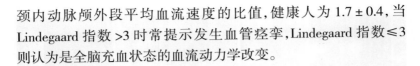

颈内动脉颅外段平均血流速度的比值,健康人为 1.7 ± 0.4,当 Lindegaard 指数 >3 时常提示发生血管痉挛,Lindegaard 指数 ≤3 则认为是全脑充血状态的血流动力学改变。

3. 诊断标准

(1) 前循环诊断标准:前循环监测动脉以大脑中动脉(M1 段主干、深度 50~65mm)为准。诊断标准:①大脑中动脉 V_m>120cm/s,Lindegaard 指数 >3.0,可以诊断血管痉挛;②大脑中动脉 V_m>200cm/s,Lindegaard 指数 >6.0,可以诊断重度血管痉挛;③血流速度迅速增快(在没有全脑充血的情况下),每天大脑中动脉 V_m 增快 >25~50cm/s,可以诊断血管痉挛。

(2) 后循环诊断标准:后循环监测动脉以椎动脉颅内段、基底动脉为准。诊断标准:因后循环动脉参与侧支循环代偿,故在没有大脑中动脉和 / 或颈内动脉痉挛的前提下,基底动脉 V_m≥95cm/s、椎动脉 V_m≥80cm/s,可以诊断血管痉挛。

6.3 判断脑血流循环停止

TCD 可通过探测到脑血流循环停止来帮助诊断脑死亡,其敏感度 89%,特异度 99%。

1. 监测方法

(1) 监测程序及要求:①在临床医师进行脑死亡临床判定后,对符合判定标准(深昏迷、脑干反射消失、无自主呼吸)的患者,由有经验的 TCD 操作者(获得确认试验资格证者)进行标准化的 TCD 脑死亡确认试验;②重复检测:间隔时间不少于 2 小时,一般每 6 小时监测一次,非常必要时行持续监测;③TCD 首次监测非常重要,可以获得血流参数的基线值和血流频谱的最初表现,为以后的复检奠定基础;④做好 TCD 检测的储存和记

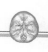

录工作,最好使用设计好的专用血流参数和血流频谱变化趋势记录表。

(2) **仪器参数设置**:①设定输出功率:经颞窗及枕窗检测时可将功率调至最大(输出功率 100%,但不要超过 720mW),经眼窗检测时必须使用低输出功率(10%);②设定取样容积:10~15mm;③调整增益:根据频谱显示的清晰度调整增益强度;④调整血流速度标尺:频谱完整显示在屏幕上;⑤调整基线:上下频谱完整显示在屏幕上;⑥调整信噪比:清晰显示频谱;⑦屏幕扫描速度:6~8秒;⑧设定多普勒频率滤波:低滤波状态(<50Hz)。

(3) **监测动脉**:经颞窗检测双侧大脑中动脉、大脑前动脉和大脑后动脉,经枕窗或枕旁窗检测双侧椎动脉和基底动脉;颞窗透声不良或缺如时,经眼窗检测同侧颈内动脉虹吸部或其他颅内动脉。

(4) **监测指标**:收缩期峰值血流速度(Vs)、舒张期血流速度(Vd)、平均血流速度(Vm)、搏动指数(PI)、血流频谱波形。对于振荡波血流频谱,还应分析脑死亡血流方向指数(direction of flowing index,DFI),又称舒张期反向(R)与收缩期正向(F)血流速度比值;DFI=1-R/F,DFI<0.8 可以判定脑循环停止血流改变。

2. 判断标准

(1) **脑循环停止的血流改变**:脑血流循环停止可出现振荡波(DFI<0.8)、钉子波和血流信号消失。

1) 双向振荡血流(reverberating flow,RF):当颅内压继续增高超过舒张期血压时,脑血流在收缩期流入,舒张期流出。血流频谱显示双向血流信号,即在一个心动周期内出现正向收缩期血流信号和反向舒张期血流信号,又称"振荡波",见图6-4。出现振荡波是脑循环停止的早期信号,提示脑血管代偿机制接近耗竭,血管外的压力大到足以将舒张期时的管腔压塌,导致血管在收缩期时储存的少量血流在舒张期反流。

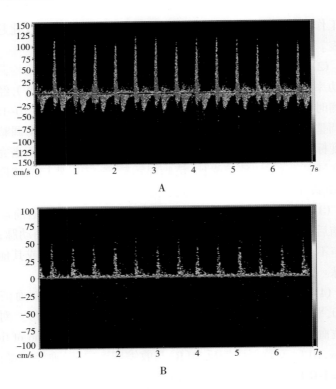

图 6-4 脑循环停止的血流改变
(A)振荡波;(B)钉子波

2）尖小收缩波（small systolic spike，SSS）：当颅内压继续增高达到或超过收缩压时，反向舒张期血流信号完全消失，血流频谱只显示针尖样收缩早期正向血流信号，持续时间 <200ms，收缩期峰值血流速度 <50cm/s；此波形酷似一倒置的铁钉，故又称"钉子波"，见图 6-4。钉子波随呼吸机节律呈现高低不同的改变特征。此期血流已不能进入到脑循环中，是脑循环停止的高度特征性血流波形，并认为是脑死亡的较晚期表现。

3）脑血流信号消失（absent flow signals，AFS）：颅内压继续增

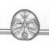

高,针尖样收缩早期血流信号越来越小,最终在脑底大动脉检测不到血流信号。脑血流信号消失期也是颅内压增高的终末期,提示颅内压增大到使整个管腔完全塌陷,整个心动周期中无血流。

(2) **判断标准:**应对双侧大脑中动脉、颈内动脉虹吸部椎动脉和基底动脉均进行检测,仅一支动脉血流信号改变不能诊断脑死亡,应在任意两支或两支以上动脉均出现脑血流停止的 TCD 频谱(振荡波 / 钉子波 / 无血流信号);同时在双侧颈总动脉、颈内动脉颅外段和椎动脉也记录到"振荡型"样血流频谱;TCD 重复检测(间隔时间不少于 30 分钟)均应记录到上述典型频谱改变。

6.4　TCD 监测溶栓及超声助溶

1. TCD 监测溶栓

(1) **急诊 TCD 检测:**急性缺血性卒中溶栓的患者多数为大脑中动脉、颈内动脉或基底动脉闭塞,而 TCD 对于这些动脉闭塞的诊断有较高的敏感性和特异性,故溶栓前采用 TCD 检查可确定闭塞的具体部位和残余血流情况。急诊 TCD 检测首先应由临床医生根据临床症状、体征初步确定脑缺血区域,然后 TCD 操作者根据"超声捷径方案"(fast-track insonation protocol)按以下部位和顺序进行 TCD 检测和评价。

1) 大脑中动脉供血区缺血:①先检测健侧大脑中动脉 M1 段血流,了解颞窗情况、血流频谱波形和血流速度(作为基线血流速度),若时间允许可继续检测健侧大脑中动脉 M2 段和颈内动脉分叉处血流;②检测患侧大脑中动脉 M1 段血流信号,并将血流频谱波形和血流速度与健侧进行比较。如正常,接着检测大脑中动脉远端和颈内动脉分叉处;如不正常,则先检测大脑中动脉近端和颈内动脉分叉处,再检测远端。患侧大脑中动脉无信号者,应经对侧颞窗确认,然后检测患侧大脑前动脉、大脑后动脉、眼动脉和颈内动脉虹吸部。

2）非大脑中动脉供血区缺血：应先检测患侧大脑中动脉，然后检测可疑缺血的动脉，如大脑前动脉、大脑后动脉或颈内动脉虹吸部。

3）后循环缺血：经枕窗从椎动脉终段、基底动脉近端开始，沿基底动脉主干 80~110mm 和椎动脉 50~80mm 检测。

4）不确定缺血区域：检测顺序是大脑中动脉、颈内动脉分叉处、大脑前动脉、大脑后动脉、颈内动脉虹吸部、眼动脉、基底动脉和椎动脉。

5）急诊 TCD 检测结果评价：①狭窄（血流速度增快或明显不对称伴频谱或音频异常改变）；②部分闭塞（血流信号低钝或衰减）；③完全闭塞（无血流信号或微小血流信号）；④正常（血流频谱及血流速度正常，无明显双侧不对称）。

(2) **TCD 评价标准**：对急诊检查发现完全闭塞或部分闭塞和溶栓后血管再通的血流动力学评价，多采用 Demchuk 等提出的"缺血性脑卒中溶栓（thrombolysis in brain ischemia，TIBI）"的 TCD 分级。TIBI 分为 6 级，见图 6-5、表 6-1。

表 6-1　TIBI 分级（MCA/BA）

分级	评价标准
0 级	无血流信号：受检动脉区域未发现搏动性血流信号
1 级	微小血流信号：收缩期呈微小血流信号，舒张期无血流信号
2 级	低钝血流信号：收缩峰上升减慢，血流频谱圆钝低平，舒张期血流信号存在，PI<1.2
3 级	低血流信号（衰减血流信号）：收缩峰上升正常，舒张期血流信号存在，但 Vm 较对侧减低 >30%
4 级	狭窄血流信号：病变侧 Vm>80cm/s，且较对侧增快≥30%；或两侧 Vm<80cm/s，病变侧湍流频谱伴平均血流速度较对侧增快≥30%
5 级	正常血流信号：Vm 较对侧减低 <30%，频谱形态较对侧无差异

注：PI:搏动指数；Vm:平均血流速度

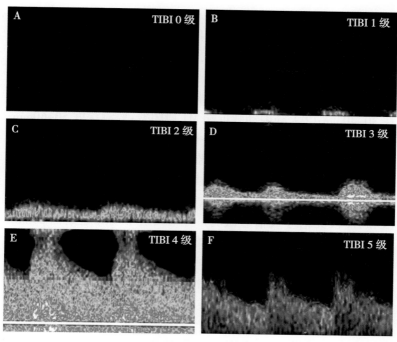

图 6-5　缺血性脑卒中溶栓的 TCD 评分标准

（A）TIBI 0 级：无血流信号；（B）TIBI 1 级：微小血流信号；（C）TIBI 2 级：低钝血流信号；
（D）TIBI 3 级：低血流信号；（E）TIBI 4 级：狭窄血流信号；（F）TIBI 5 级：正常血流信号

（3）溶栓全过程 TCD 监测及评价

1）监测方法：最好使用单通道（1.6~2MHz 探头）、具有 8 深度和 M- 模血流长程监测功能的现代 TCD 仪；溶栓全过程进行 TCD 持续监测，监测时间 1~2 小时，记录任何血流信号的改变，治疗结束时记录病变近端和远端血流信号；可于溶栓后 24 小时再次进行 TCD 检测。对于大脑中动脉或颈内动脉终末段闭塞患者，溶栓前将 1~2MHz PW 监护探头用头架固定于颞窗，将最小取样深度设置为 30mm，每 5mm 为一个步阶，监测大脑中动脉 M2 段至颈内动脉分叉处血流。对于基底动脉闭塞患者，溶栓前将最小取样深度设置为 75mm,每 5mm 为一个步阶,监测基底动脉近段至远段血流;因基底动脉监测无法使用头架固定,可使用 1~2MHz PW 手持探头,在溶栓后前 30 分钟,每 5~10 分钟监测一次,以后每 20~30 分钟监测一次。

2) 监测部位:①大脑中动脉远端 M1~M2 段闭塞:监测深度在 30~40mm;②大脑中动脉近端 M1 段闭塞:监测深度 50~60mm;③大脑中动脉未发现血流信号:监测大脑中动脉正常走行区,如果远端无信号、近端信号异常,监测部位在异常信号接近无信号处;④颈内动脉闭塞而大脑中动脉近端无闭塞:监测部位在大脑中动脉远端 40~45mm;⑤T 型颈内动脉闭塞(颈内动脉闭塞,M1 段和 A1 段无信号或信号微弱):监测大脑中动脉起始部 65mm;⑥基底动脉闭塞:因监测探头难以固定,可用手持探头定时监测基底动脉近端 80mm 或远端 110mm;⑦溶栓前 TCD 正常,临床考虑大脑中动脉供血区腔隙性梗死:监测深度在大脑中动脉中段 56mm;⑧临床可疑小的皮质梗死:监测大脑中动脉远端 30~40mm。

3) 监测结果评价:①完全再通,监测部位出现 TIBI 4~5 级血流信号(狭窄血流信号或正常血流信号);②部分再通,监测部位出现 2~3 级血流信号(从无血流信号或微小信号到出现低钝血流信号或低血流信号);③未通(异常信号无变化);④再闭塞(与溶栓前比较异常信号加重或治疗后有短暂流速改善后又加重)。TCD 监测闭塞动脉再通的过程有 3 种情况:①突然再通,TCD 表现为突然出现正常或狭窄信号;②阶梯式再通,血流逐渐改善经过 1~29 分钟;③缓慢再通,血流缓慢改善经过 30~60 分钟。

2. 缺血性卒中超声助溶

近年在 TCD 监测溶栓过程中意外发现,接受超声监测的患者,闭塞动脉的再通率增加,甚至对于存在溶栓禁忌证而不能接受组织型纤溶酶原激活剂(recombinant tissue-type plasminogen activator, rt-PA)治疗的患者,单用经颅超声也能使血管再通率增加。由此推测,临床上用于诊断的 1.6~2MHz 频率的经颅超声可能具有促进溶栓的治疗作用,值得进行前瞻性随机临床试验来验证。美国 TCD 操作标准指出:TCD 监测溶栓治疗可增强 rt-PA 的溶栓效果。因此,TCD 技术从诊断、监测走向了治疗领域。

目前国外超声助溶的方法有三种,即单独应用诊断性 TCD 溶栓、TCD+rt-PA 溶栓、TCD+rt-PA+ 微泡溶栓。但相关临床研究都是小样本预试验,在患者选择、超声参数确定以及干预方法上还有很多问题需要解决,超声助溶只用于研究,其临床价值待证实。

6.5　颈动脉内膜剥脱术围手术期监测

颈动脉内膜剥脱术(carotid endarteretomy,CEA)用来解除颅外颈动脉狭窄,预防缺血性卒中。CEA 的并发症主要有缺血性卒中和颅内出血,缺血性卒中多见。导致缺血性卒中的主要原因有术中夹闭颈动脉后低灌注造成脑梗死和术中产生的微栓子造成脑栓塞;颅内出血主要系由过度灌注(hyperperfusion)所致。TCD用于 CEA 围手术期监测的主要目的是降低 CEA 围手术期缺血性卒中和脑出血的发生率。

1. 术前 TCD 检测

CEA 术前进行 TCD 检测的主要目的:①判断患者是否存在低灌注;②了解颈动脉狭窄斑块的稳定性;③了解是否合并其他颅内外动脉重度狭窄或闭塞。

(1) 确定声窗位置及监测动脉:术前进行 TCD 检测可为 CEA术中脑血流的监测确定监测动脉及声窗位置。

(2) 了解基础血流情况:记录双侧前循环动脉及椎 - 基底动脉血流动力学参数测值,特别是病变侧大脑中动脉基础血流参数测值是评估术中、术后脑血流过度灌注的重要依据。

(3) **判断患者是否存在低灌注：**颅外颈动脉重度狭窄或闭塞患者是否存在低灌注是临床医师非常关注的问题。因为，低灌注容易导致脑梗死的发生，如果存在低灌注则采取 CEA 手术的指征更强。TCD 可以从以下几方面评估是否存在低灌注或手术中出现低灌注的风险。

1）检测病变侧大脑中动脉：病变侧大脑中动脉血流速度的高低直接反映了脑血流灌注的高低，如果血流速度明显减慢，即表明存在低灌注，是采取 CEA 手术的强烈指征。

2）评估侧支循环：术前评估侧支循环非常重要，有助于预测发生卒中的危险性和筛选适合手术的患者。如果前交通动脉侧支、后交通动脉侧支循环均开放，且侧支代偿充足，发生卒中的风险则大大降低，行 CEA 手术的意义不大。即使行 CEA 手术，术中引起低灌注的可能性减小，手术风险降低。仅眼动脉侧支和 / 或软脑膜吻合侧支开放，则发生卒中的风险明显增高，是采取 CEA 手术的强烈指征。此外，术前评估侧支循环开放情况，有助于确定 CEA 术中是否放置分流管。

3）评估脑血管舒缩反应性：病变侧大脑中动脉的脑血管舒缩反应性下降或衰竭，发生脑梗死的危险增高。

(4) **了解颈动脉狭窄斑块的稳定性：**CEA 术前进行微栓子监测有助于评价动脉粥样硬化斑块的稳定性。如果监测到微栓子信号，表明斑块不稳定，发生卒中的危险性增加，需要给予抗血小板和稳定斑块的药物或应行 CEA。微栓子监测应列入手术适应证之一，即使狭窄程度未达到现在规定的手术适应证程度，如果监测到微栓子也应该手术而且要及时。

(5) **了解是否合并其他颅内外动脉重度狭窄或闭塞：**CEA 术前应采用 TCD 全面了解其他颅内外动脉是否存在重度狭窄或闭塞，特别是病变同侧的颈内动脉颅内段和大脑中动脉。如果颈内动脉起始段狭窄合并同侧颈内动脉颅内段或同侧大脑中动脉重度狭窄，不适宜行 CEA 手术，获益的可能性非常小。

2. 术中 TCD 监测

CEA 术中进行 TCD 监测的主要目的是发现微栓子和观察手术各个阶段的脑血流动力学变化。

(1) 监测仪器及方法

1) 监测仪器:选择具有单通道、双深度监测功能的仪器,探头频率 2MHz,仪器应具备长程血流变化趋势显示、分析和储存功能软件,微栓子监测功能软件。

2) 监测方法:①麻醉前,将 2MHz 监护探头用头架固定在一侧颞窗,寻找到大脑中动脉 M1 段最佳血流信号;②持续监测从麻醉开始至手术结束全过程的多普勒血流信号,术中实时监测麻醉深度、血压、心率及心律变化、血液氧分压、二氧化碳分压等因素对双侧大脑中动脉血流速度的影响;③记录并储存大脑中动脉收缩期峰值血流速度(Vs)、平均血流速度(Vm)、搏动指数(PI)及微栓子信号。

3) CEA 术中脑血流变化及微栓子信号分以下几期分别进行记录及计算:①分离期:麻醉后分离颈动脉至阻断颈动脉前;②阻断期:阻断颈动脉至放置分流管开放前;③分流期:分流管开放至颈动脉解除阻断前;④释放期:颈动脉解除阻断后 5 分钟内;⑤缝合期:释放后至缝合皮肤后 20 分钟。其中在分离期,记录麻醉后 10 分钟的大脑中动脉 Vs,作为基线血流速度;阻断期、分流期、释放期大脑中动脉 Vs 均于阻断或开放后 15 秒时进行记录。各期脑血流变化情况通过各期 Vs 与基线 Vs 进行比较所获得。

(2) 分离期监测:此阶段监测大脑中动脉血流变化可获得基线血流速度。通常在给予麻醉后 1~2 分钟,大脑中动脉血流速度较麻醉前下降;5~10 分钟后,流速逐渐稳定。以此水平的血流速度作为 CEA 术中血流变化的参考标准。分离期的大脑中动脉流速基本无明显改变,是相对稳定的;而麻醉深度及血压的变化可引起流速的变化,监测时应注意。在分离颈动脉的过程中可能导致颈动脉狭窄部位的斑块脱落,TCD 可监测到微栓子信号。此阶段微栓子的发生与手术者的操作手法密切相关。

(3) **阻断期监测**:CEA 手术过程中需要对颈动脉进行夹闭,夹闭时可能产生同侧脑血流灌注降低。为了解决术中可能出现的低灌注,可于术中放置分流管,分流措施可以改善夹闭颈动脉后的低灌注状态;但是分流管的放置又增加了微栓子的产生,增加卒中事件的发生率。对于 CEA 是否应该常规放置分流管,于何种情况下放置分流管,研究者们一直争议不休。颈动脉夹闭过程中,监测大脑中动脉血流速度下降的程度可有助于识别哪些患者需要放置分流管。如果颈动脉夹闭 10~20 秒后,大脑中动脉 Vs 较基线 Vs 下降 50% 以上属于具有高度低灌注危险性患者,围手术期卒中发病率高,应该放置分流管;如果颈动脉夹闭 10~20 秒后,大脑中动脉 Vs 至少能稳定在夹闭前血流速度的 40%~50%,不需放置分流管。判断低灌注时,可因某些技术因素,如探头的移动或检测血管为远段颈内动脉而非大脑中动脉,导致血流速度明显降低的假阳性现象,操作时应注意。

(4) **分流期监测**:在分流管置入后,应注意观察大脑中动脉的血流变化,以判断分流管放置是否成功。在分流管放置过程中,因颈动脉的严重狭窄,管腔细小,术者可误将分流管一端插入内膜下或斑块内,TCD 可即刻出现大脑中动脉血流明显减低或血流信号消失,说明分流管放置失败,需重新放置。此外,当分流管放置成功后,要注意大脑中动脉流速的异常升高导致过度灌注的可能。

(5) **释放期监测**:颈动脉斑块剥离切除后,将血管壁缝合,分流管移出,颈内动脉和颈总动脉相继开放,恢复向颅内供血。在开放的瞬间,大脑中动脉流速明显升高,证实 CEA 成功,狭窄处管腔内径恢复正常,脑血流得到改善。通常,开放瞬间大脑中动脉血流速度较基线值增加 50%~100%,个别患者达 200%。但血流速度的升高在正常状态下仅持续数秒钟,通过脑血管的自动调节功能,短时间即可恢复到与对侧大脑中动脉流速基本对称水平。若手术侧大脑中动脉流速持续升高,提示可能出现颅内过度灌注血流改变。在释放期,过度灌注发生的原因可分为原发性和继发性两种。前者是由于长期颈动脉狭窄,颅内侧支循环代偿导致血管过度扩张,自动调节功能损害。当颈动脉解除阻断后,大量的血流进入颅内,引起过度灌注的发生。后者是由于麻醉水平过深,术中脑血流过低引起低灌注,导致脑组织缺血改变,血管自动调节功能损害或丧失,加上血压控制不满意,平均动脉压过高,脑灌注压增加,引起脑血流过度灌注发生。在 CEA 术中分流管置入后或颈动脉解除阻断后,大脑中动脉流速较术前或颈动脉夹闭前升高 1.5 倍以上,提示颅内有过度灌注的存在。若不采取有效的治疗措施,将导致 CEA 术中或术后颅内出血性卒中。对于内分流管置入后或平均动脉压升高引起的脑血流过度灌注,可通过调整动脉血压来稳定和控制脑灌注压,通过 TCD 显示的大脑中动脉血流速度变化,有效地预防过度灌注综合征的发生。对于颈动脉解除阻断后平均动脉压正常,但脑自动调节功能未恢复导致大脑中动脉流速异常升高的患者,通常采用颈总动脉再次部分夹闭,使病变侧脑血流自动调节功能有一恢复过程,逐渐开放颈总动脉,观察大脑中动脉的流速变化,可以防止过度灌注的发生,减少 CEA 术后出血性卒中的发生率。

(6) **微栓子监测**:TCD 术中监测超过 90% 的患者在 CEA 术中会出现微栓子,分流期和释放期出现的栓子最多,而分离期和缝合期的微栓子较少。CEA 过程中 TCD 监测微栓子信号 >10 个、大脑中动脉平均血流速度 <28cm/s 是手术后脑卒中发生的危险因素。

3. 术后 TCD 检测

CEA 术后进行 TCD 检测的主要目的是预测过度灌注综合征和急性闭塞的发生。

(1) CEA 术后脑血流的检测:①比较双侧半球同名动脉血流速度的对称性,侧支循环的关闭情况;②检测记录血管搏动指数的对称性,注意流速升高伴低搏动性血流动力学改变与过度灌注的相关性;③术后 TCD 检测的同时要注意患者的血压、心率及二氧化碳分压的变化对脑血流速度的影响;④CEA 远期随访评估:可以按照术后 3 个月、6 个月、12 个月定期复检,此后 1 次/年随诊脑血流动力学变化。

(2) **过度灌注的监测**:CEA 术中恢复了正常血流,使得原本处于低灌注的血管床突然受到一个正常灌注压的冲击,此时易发生过度灌注现象。狭窄后脑血管自动调节功能受损或脑自动调节功能缺陷的患者,在正常血压下也易发生过度灌注。颈动脉内膜剥脱后,颈动脉球部压力感受器的异常敏感性,可导致患者血压异常升高,脑灌注压增加,同样可能出现脑血流过度灌注改变。过度灌注综合征较少见,但后果严重,发生率为 0.5%~3%,通常发生在术后的数天内。临床表现为血压增高,伴严重头痛、癫痫或意识障碍,若出现脑出血其预后不良。在临床出现症状前,TCD通过实时监测同侧大脑中动脉血流速度,即可预测过度灌注综合征的出现。TCD 诊断过度灌注的标准:与夹闭颈动脉之前的基线血流速度比较,患侧大脑中动脉血流速度明显增快(收缩期血流速度超过基线流速 2 倍,搏动指数增高)。CEA 术后 10%~20%的患者可见患侧大脑中动脉流速增加 30%~230%,仅少数患者发生头痛或更严重的后遗症。因此术后数天内 TCD 持续性脑血流监测有助于及时识别过度灌注患者,给予适当的降血压等处理,使血流速度恢复至正常范围,减少脑出血的发生。

(3) **急性闭塞的监测**:由于内膜剥脱致血管创面易于血小板等血细胞的沉积形成血栓,导致 CEA 术后颈内动脉急性闭塞,此阶段 TCD 对脑血流的监测是非常重要的。在持续监测的过程中,出现大脑中动脉血流速度逐渐减低,并呈低搏动性血流频谱改变;同时,术后微栓子的发生率增加,提示颈内动脉有血栓形成所致的再狭窄或闭塞可能。通过及时的血栓清除,防止 CEA 的失败及术后出现严重的缺血性卒中。若患者术中大脑中动脉血流无异常,术后短时间内血流逐渐减低甚至消失,术后无明显微栓子信号增加,提示颈内动脉管腔通畅,是大脑中动脉本身的血管病变,多见于大脑中动脉血栓形成,应采取即刻溶栓治疗,并通过 TCD 的监测观察大脑中动脉血流是否改善。

6.6　颈动脉支架成形术围手术期监测

颈动脉支架成形术(carotid artery stenting,CAS)已被应用于颈动脉狭窄尤其是高危患者的治疗,以改善颅内动脉供血,预防卒中的发生。CAS 最常见的并发症是操作过程中固体栓子脱落导致远端动脉栓塞。TCD 可以全程动态监测 CAS 各个阶段的微栓子性质和数量,指导手术安全进行。TCD 监测目的:①术前了解颈动脉病变的程度、颅内侧支循环状况、脑血管舒缩反应性情况及是否合并其他颅内外动脉重度狭窄或闭塞;②术中监测手术各阶段脑血流的动态变化和微栓子的产生;③术后监测预防过度灌注综合征、定期随访支架效果和微栓子监测评估药物疗效。

1. 术前 TCD 检测

CAS 术前进行 TCD 检测的目的:①了解颈动脉病变的程度;②判断颅内侧支循环状况;③了解脑血管舒缩反应性;④了解是否合并其他颅内外动脉重度狭窄或闭塞。

(1) **了解颈动脉病变的程度**:CAS 术前了解颈动脉病变程度非常重要。TCD 诊断颅外颈动脉 <70% 的轻至中度狭窄主要根据血流速度增快的程度,血流速度越快狭窄程度越高。然而,TCD 诊断颅外颈动脉重度狭窄或闭塞是比较复杂的,关键是要全面仔细地分析颅内和颅外动脉的血流动力学改变。

(2) **判断颅内侧支循环状况**:侧支循环的建立是慢性颈动脉

闭塞性病变的继发效应,TCD对检测侧支循环有较高的敏感性和特异性,通过对颅底动脉的检测,可以准确地评估颅内动脉侧支循环开放的血流动力学改变。CAS术前判断侧支循环开放途径和代偿程度有助于降低手术并发症,侧支循环较充分的患者出现并发症的可能性较小,不易出现脑血流过度灌注。

(3) **了解脑血管舒缩反应性**:采用屏气试验等血管舒缩反应性试验能客观反映患者的脑血管储备能力。有症状颈动脉狭窄患者狭窄侧屏气指数明显低于无症状颈动脉狭窄患者;而对于无症状颈动脉狭窄患者,脑血管储备能力良好者的卒中事件发生率低,反之则高。因此,对于无症状颈动脉狭窄患者,TCD检测的屏气指数异常,则提示这些患者接受CAS后获益的可能性增大。

(4) **了解是否合并其他颅内外动脉重度狭窄或闭塞**:CAS术前应采用TCD全面了解其他颅内外动脉是否存在重度狭窄或闭塞,特别是病变同侧的颈内动脉颅内段和大脑中动脉。如果颈内动脉起始段狭窄合并同侧颈内动脉颅内段或同侧大脑中动脉重度狭窄,不适宜行CAS手术,获益的可能性非常小。

(5) **颈部动脉支架的TCD检测评估**:CAS术前根据颈部动脉狭窄性病变部位和支架放置的位置不同,TCD重点检测和评估的动脉也不尽相同。

1) 颈动脉支架检测评估:①重点检测记录颈动脉病变侧的颈内动脉起始段及大脑中动脉血流速度及血管搏动指数;②评估侧支循环开放情况及代偿能力,结合血流速度测值提供给临床患者支架术后有无脑血流过度灌注的风险性。

2) 椎动脉支架检测评估:①重点检测记录双侧椎动脉颅内段及基底动脉血流速度及血管搏动指数;②对双侧椎动脉狭窄者,术前要注意记录基底动脉及大脑后动脉血流速度及血管搏动指数。

3) 锁骨下动脉支架检测评估:①重点检测记录病变侧椎动脉血流速度及血流方向;②评估锁骨下动脉窃血的程度和途径;

③检测记录病变侧锁骨下动脉远端,上肢肱动脉、桡动脉血流速度及血流频谱形态,了解病变远端供血情况。

2. 术中 TCD 监测

CAS 术中进行 TCD 监测的主要目的是发现微栓子和观察手术各个阶段的脑血流动态变化。

（1）监测仪器及方法

1）监测仪器:选择具有双通道、双深度监测功能的仪器,探头频率为 2MHz,仪器应具备长程血流变化趋势显示、分析和储存功能软件,微栓子监测功能软件。

2）监测方法:①血管造影前,将 2MHz 监护探头用头架固定在双侧颞窗,寻找到大脑中动脉 M1 段最佳血流信号,记录 10 分钟的大脑中动脉 Vs,作为基线血流速度;②持续监测手术全过程的多普勒血流信号,手术各阶段脑血流变化情况分别与基线 Vs 进行比较所获得;③记录并储存大脑中动脉收缩期峰值血流速度（Vs）、平均血流速度（Vm）、搏动指数（PI）及微栓子信号。

3）CAS 操作的全过程一般分为 7 个阶段:血管造影、导引导管置入、脑保护装置放置、球囊预扩张、支架置入、球囊后扩张、脑保护装置的回收。

（2）微栓子监测:CAS 最常见的并发症是操作过程中固体栓子脱落导致远端动脉栓塞。TCD 可以全程动态监测 CAS 各个阶段的微栓子性质和数量,指导手术安全进行。CAS 术中 TCD 监测发现,各操作阶段均可产生微栓子信号,大多数为气体栓子信号;少数为固体栓子信号。

1）气体栓子:血管造影时,TCD 可监测出大量气体栓子信号。气体栓子信号数目多,且连续出现或于同一时间出现而叠加,气栓信号 >25 个时不能分清栓子的具体数目,称之为"栓子雨帘"。气体栓子信号的产生与造影剂注射或生理盐水冲洗时随之进入血流的气泡有关,一般不引起症状。

2）固体栓子：CAS 术中 TCD 监测发现，球囊预扩张、支架置入和球囊后扩张是固体栓子最易脱落的 3 个阶段，其中以支架置入时监测到的微栓子数量最多。导引导管置入和滤网放置阶段，由于导丝及滤网通过狭窄部位时导致斑块的脱落而形成微栓子；此阶段产生的微栓子虽少，但由于滤网尚未到位，碎片脱落导致脑栓塞的危险性较大。球囊预扩张和后扩张阶段，由于球囊扩张对斑块的挤压，引起局部斑块脱落，是产生微栓子的原因。支架置入时对斑块的挤压、切割作用，导致微栓子明显增多。在脑保护装置回收阶段，由于狭窄段管腔已扩大，加之斑块被支架固定，因此回收滤网阶段监测到的微栓子较少。

（3）**脑血流动态监测**：TCD 可以实时监测 CAS 术中大脑中动脉血流速度的变化。预扩张和后扩张球囊加压阻断血流时，血流速度较基线值明显下降，持续约 10 秒，下降程度与颅内侧支循环的代偿程度有关。球囊放气时，血流速度可即刻增加至原来的数倍，由于脑血管的自动调节能力，经过数秒又有所下降，但多数仍较基线水平有所增加。在颈动脉狭窄极为严重时，支架放置时对残余管腔的影响会导致脑血流动力学的明显变化。

（4）**脑血管痉挛监测**：由于血管内的操作器械对血管壁有支撑刺激作用，在 CAS 术中导管和导丝的操作以及栓子保护装置的应用还可引起脑血管痉挛。TCD 可以通过探测血流速度间接地反映脑血管痉挛情况，常用的参考指标有大脑中动脉 M1 段平均血流速度和 Lindegaard 指数。

3. 术后 TCD 检测

CAS 术后进行 TCD 检测的主要目的是预测过度灌注综合征、及时发现颈动脉再狭窄或闭塞的发生和微栓子监测评估药物疗效。

（1）**过度灌注的监测**：CAS 术后常见的严重并发症是过度灌注综合征，常发生于术后数小时至 3 周。

(2) **CAS 治疗效果的监测**：TCD 可用于 CAS 术后颅内血流动力学变化的评价，为进一步观察术后脑血流的改善提供直接客观的依据。TCD 一般通过检测大脑中动脉的血流速度和搏动指数的变化，来反映 CAS 的治疗效果。术前大脑中动脉为低流速低搏动性改变，术后恢复至正常表明血流灌注恢复。此外，TCD 对实施颈动脉支架患者的检测不仅在于术后短期内疗效的评价，更重要的是长期效果的随访观察。术后由于血管内膜的增生、支架的弹性回缩、外力作用导致支架弯曲变形或塌陷，均有可能造成血管再狭窄或闭塞。因此，术后定期进行颈动脉彩色多普勒超声和 TCD 联合检测可及时发现血管再狭窄或闭塞的发生。CAS 术后在支架内皮化之前，可能还会有微栓子脱落。因此，CAS 术后 TCD 的随访及微栓子监测成为观察 CAS 治疗效果及指导抗凝和抗血小板聚集药物的应用所必需的辅助工具。

(3) **术后颈部动脉 TCD 检测**

1）颈动脉支架检测评估：①术后检查病变侧颅内动脉血流动力学参数的变化，与健侧比较评估支架术后患侧血流的改善情况，注意脑血流过度灌注改变；②侧支循环的再次评估，观察原开放的侧支循环关闭情况，是支架置入治疗成功的重要标志。

2）椎动脉支架检测评估：①检测支架术后病变侧椎动脉颅内段血流速度、血管搏动指数及血流方向的改变，与术前患侧及术后健侧椎动脉血流参数比较，提供支架术后血流改善情况；②血流频谱与血管搏动指数恢复正常，说明支架的成功性。

3）锁骨下动脉支架检测评估：①检测支架术后病变侧锁骨下动脉血流速度、血管搏动指数及血流方向的改变，与术前患侧及术后健侧锁骨下动脉血流参数比较，观察锁骨下动脉支架术后血流改善情况；②评估患侧椎动脉窃血频谱的改变或消失。

术后定期进行颈动脉彩色多普勒超声和 TCD 联合检测是非常必要的，可及时发现血管再狭窄或闭塞的发生，一般在支架术后 3 个月、6 个月、12 个月，以后每年复检一次，评估再狭窄发生和远期疗效。

6.7　功能性经颅多普勒超声

功能性经颅多普勒超声（functional transcranial Doppler sonography，fTCD）是在经颅多普勒超声基础上发展的一项新技术，在完成感觉、运动和认知任务的同时，通过监测双侧脑底大动脉血流速度的变化来显示大脑功能。

1. 监测方法

（1）监测仪器：采用双通道 TCD 仪，并应具备长程血流变化趋势显示、分析和储存功能软件。在监测过程中，各种参数，如发射功率、增益、取样深度等应保持固定不变。

（2）监测方法：①受试者充分休息 10~15 分钟；②将 2MHz 监护探头用头架固定在双侧颞窗，寻找到靶动脉的最佳血流信号，并同步记录双侧靶动脉的平均血流速度（Vm），作为第一次认知任务的基线值；③持续监测完成任务全过程的血流速度变化，并将其与基线值进行比较。

（3）监测动脉：操作者必须根据认知任务和待研究的脑功能区选择所要监测的动脉：①双侧大脑中动脉：除了简单视觉激发试验以外，几乎所有 fTCD 的研究均监测双侧大脑中动脉；②双侧大脑后动脉：供应视觉皮层，常用于视觉感知相关的研究和偏头痛的研究；③大脑前动脉：在进行高级认知活动，如电脑游戏、数字运算等时检测大脑前动脉。此外，由于监测开始时受试者可能由于紧张、焦虑而影响供应额叶血流的大脑前动脉的流速变化，影响研究结果。因此，研究开始时最好从监测大脑中动脉或大脑后动脉开始。

（4）监测参数

1）基线血流速度的确定有三种方法：①将前一次任务间歇

期的血流速度值设为随后一次任务的基线值,这是最普遍应用的方法;②将所有任务间歇期的血流速度的平均值设为基线值;③将每次任务间歇期分成血流恢复期和静息期,仅取任务间歇的最后阶段(≤20秒)的血流速度作为基线值。

2) 血流速度变化的百分率(pCBFV):pCBFV=(激活后 Vm-基线 Vm)/基线 Vm×100%。其中,Vm 为平均血流速度。

(5) **监测时间**:fTCD 最大的优势是具有很好的时间分辨性。在认知任务开始时即刻就可以观察到血流速度增加,平均 6~9 秒达到高峰。在执行同样的语言和心算任务时,右利手者在任务开始后 5~13 秒即可出现双侧大脑中动脉的血流速度不对称性增高,而左利手者这种血流速度不对称性改变要延迟几秒钟发生。因此,持续记录 5 秒事件相关性血流速度的变化,就足以评估半球内流速变化的绝对值;而如果要观察大脑半球间的 pCBFV 差异,需要记录至少 30 秒血流速度的变化曲线。完成不同的认知任务,血流速度的时间变化曲线也不同。单纯运动任务完成后,增高的血流速度即刻可恢复到基线水平;而执行复杂的认知任务时,要在任务完成后平均 33 秒血流速度才能恢复到基线水平。因此,两次任务执行之间需留出足够的休息时间,以保证在开始下一次任务时血流速度已恢复到基线水平。同时,基线血流速度的选择和计算要根据认知任务而适当调整。

2. 认知任务的选择与临床应用

认知任务的设计是 fTCD 研究中最为关键的一步。理想的认知任务要在能激活待研究的脑皮层同时,对其他脑皮层区域的影响尽量小。fTCD 在神经科学研究中常用的认知任务:视觉感知任务、语言任务、运动功能任务和记忆任务。

(1) **视觉感知任务**:fTCD 最常选用的视觉感知任务为图形辨认、视觉搜索和计算机游戏等。健康右利手人群,在灯光刺激下,双侧大脑中动脉、大脑后动脉的血流速度均增快,双侧 pCBFV 无差异,但大脑后动脉的 pCBFV 较同侧大脑中动脉的变化更明显。普通灯光刺激不会导致双侧大脑后动脉不对称性的血流速度增快,但表现了增快的反应性适应(即血流速度的增快仅出现在视觉刺激开始时,刺激持续 30~40 秒后,大脑后动脉的血流速度开始下降)。然而,在受试者执行复杂的视觉空间任务和不同颜色光线刺激时,血流速度增快的反应性适应现象消失。视觉空间感知任务和红、黄、蓝等彩色光线刺激出现时,大脑后动脉、大脑中动脉的血流速度均增快,而且右侧大脑中动脉、大脑后动脉的 pCBFV 较左侧更高。提示复杂的视觉刺激,激活更广泛的神经元,神经元激活时间也更长。在卒中患者中,患侧视觉相关的 pCBFV 较健侧低,在执行较复杂的视觉空间任务时,患侧大脑后动脉记录不到明显的血流速度变化,提示 fTCD 能通过视觉任务相关血流速度的变化了解视觉皮层功能。在痴呆研究中则发现:与血管性痴呆患者相比,阿茨海默患者保留了部分枕叶皮层功能,显示 fTCD 可能有助于血管性痴呆和阿茨海默的鉴别诊断。

(2) **语言任务**:fTCD 最常选用的语言任务为朗读单词或句子、单词联想、词义比较、句子意义比较和句子重建等。在健康人群中,6 个语言任务均引出双侧半球血流速度增快,并诱导出显著的血流偏侧化现象(一侧大脑中动脉的 pCBFV 较另一侧的高),优势侧血流速度波动也较小。其中单词联想和朗读句子 2 项任务的偏侧化现象最为明显。语言任务总能引起双侧大脑中动脉血流速度增快和偏侧化现象:右利手者语言优势半球总在左侧半球,而左利手者语言优势半球部分在左侧,部分为右侧,其可靠性被 Wada 实验、功能磁共振成像和 SPECT 等所证实。在表现为 Broca 失语的卒中患者中,卒中急性期健侧和康复期患侧大脑中动脉 pCBFV 似乎与语言功能恢复呈正相关。在癫痫和脑肿瘤患者术前,fTCD 与功能磁共振成像结合确定语言优势半球也已得到广泛认可。

(3) **运动功能任务**:在健康人群中,对指运动、握拳和肘部的被动运动均能同样程度地激活运动对侧相应脑皮层,引起大脑中动脉血流速度显著增快。在卒中患者中,卒中发病 4 周内,患肢运动时患侧运动相关大脑中动脉 pCBFV 较健侧的低,也较健康人群运动对侧大脑中动脉 pCBFV 低,而健侧大脑中动脉 pCBFV 较健康对照组的高。康复前患侧运动相关大脑中动脉 pCBFV 和康复后双侧运动相关大脑中动脉 pCBFV 与功能恢复呈正相关。

(4) **记忆任务**:在记忆测试时,记录健康受试者双侧大脑中动脉血流速度变化。发现不同的记忆任务均能引起双侧对称性大脑中动脉血流速度增快,且不同事件相关性 pCBFV 无差异。而同一人群在完成视觉空间记忆任务(辨认简单图画)时右侧大脑中动脉 pCBFV 较左侧高。这些结果与同类 PET 研究结果一致。在半球卒中患者中,恢复好的一组双侧记忆相关大脑中动脉 pCBFV 相似,与健康对照组的变化模式一致。而恢复差的一组患侧记忆相关大脑中动脉 pCBFV 很低。提示卒中后记忆任务相关血流速度变化模式可能与卒中患者的预后相关。这与以上其他认知任务中 fTCD 研究结果相似。

目前,fTCD 在临床上的应用价值尚未得到充分肯定。

(王佳楠　徐芳　黄玲)

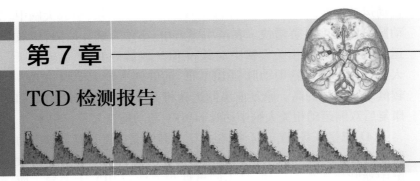

第7章

TCD 检测报告

　　TCD 检测结果的报告应能如实、客观、全面地反映 TCD 检查所见,为临床提供有价值的血流动力学信息。报告内容主要包括三部分:①患者的一般临床资料:患者姓名、性别、年龄、病案号、临床诊断、检查日期等;②检测所见:描述受检动脉的血流动力学重要数据(血流速度、搏动指数、血流频谱、声频信号等);③检测结论:根据检测数据和每位受检者的具体临床情况作出个体化的诊断性结论。

7.1　常规 TCD 检测报告

1. 检测结果未见异常

　　检测所见:颈部及颅内受检动脉血流速度、搏动指数、血流方向、血流频谱及声频信号均未见异常改变。

　　检测结论:颈部及颅内受检动脉 TCD 检测未见异常。

2. 颅内动脉血流速度及血流频谱异常

　　(1) 大脑中动脉血流速度及血流频谱异常:大脑中动脉血流速度及血流频谱异常的描述及检测结论见表 7-1。

1

表 7-1　大脑中动脉 M1 段血流速度及血流频谱异常的描述及检测结论

血流速度 / 血流频谱	检测所见	检测结论
Vs=140~160cm 或 Vm=80~100cm/s	X 侧 MCA-M1 段血流速度增快	X 侧 MCA-M1 段血流速度增快,建议定期复查 TCD
Vs>160cm/s 或 Vm>100cm/s 不伴涡流频谱及杂音	X 侧 MCA-M1 段血流速度明显增快,不伴涡流频谱及杂音	X 侧 MCA-M1 段狭窄可能,建议定期复查 TCD
Vs>160cm/s 或 Vm> 100cm/s 伴涡流频谱及杂音	X 侧 MCA-M1 段血流速度明显增快,伴涡流频谱及杂音	X 侧 MCA-M1 段狭窄
Vs>160cm/s,PI≤0.50	X 侧 MCA-M1 段血流速度明显增快,舒张期流速增快显著,PI 指数明显降低,呈"高流速低阻力"血流频谱	建议血管影像学检查,除外脑动静脉畸形
Vm<40cm/s,血流频谱正常	X 侧 MCA-M1 段血流速度减慢	X 侧 MCA-M1 段血流速度减慢,建议定期复查 TCD
Vm<40cm/s 或 正常 "峰形圆钝"频谱	X 侧 MCA-M1 段峰形圆钝,达峰时间延迟,血流速度减慢	X 侧 MCA-M1 段低钝血流,同侧 ICA 或 CCA 重度狭窄 / 闭塞可能
Vs<50cm/s, 呈低平血流频谱,此外,在 MCA 范围内探及多支血流信号	X 侧 MCA-M1 段范围内探及 X 支血流信号,有低平血流信号,有流速正常血流信号	MCA 起始部重度狭窄 / 闭塞可能

注:ICA:颈内动脉;CCA:颈总动脉;MCA-M1:大脑中动脉 M1 段

(2) **大脑前动脉 A1 段血流速度及血流频谱异常**:大脑前动脉 A1 段血流速度及血流频谱异常的描述及检测结论见表 7-2。

表 7-2　大脑前动脉 A1 段血流速度及血流频谱异常的描述及检测结论

血流速度 / 血流频谱	检测所见	检测结论
Vs=100~120cm/s 或 Vm=60~80cm/s	X 侧 ACA-A1 段血流速度增快	X 侧 ACA-A1 段血流速度增快,建议定期复查 TCD
Vs>120cm/s 或 Vm>80cm/s 不伴涡流频谱及杂音	X 侧 ACA-A1 段血流速度增快,不伴涡流频谱及杂音	X 侧 ACA-A1 段代偿性血流速度增快
Vs>120cm/s 或 Vm>80cm/s 伴涡流频谱及杂音	X 侧 ACA-A1 段血流速度明显增快,伴涡流频谱及杂音	X 侧 ACA-A1 段狭窄可能
Vm<30cm/s	X 侧 ACA-A1 段血流速度减慢	X 侧 ACA-A1 段血流速度减慢,建议定期复查 TCD

注:ACA-A1:大脑前动脉 A1 段

(3) 颈内动脉虹吸部血流速度及血流频谱异常:颈内动脉虹吸部血流速度及血流频谱异常的描述及检测结论见表 7-3。

表 7-3　颈内动脉虹吸部血流速度及血流频谱异常的描述及检测结论

血流速度 / 血流频谱	检测所见	检测结论
Vs=100~120cm 或 Vm=60~80cm/s	X 侧 ICA 虹吸部血流速度增快	X 侧 ICA 虹吸部血流速度增快,建议定期复查 TCD
Vs>120cm/s 或 Vm>80cm/s 伴涡流频谱及杂音	X 侧 ICA 虹吸部血流速度明显增快,涡流伴杂音	X 侧 ICA 虹吸部狭窄
Vm<30cm/s	X 侧 ICA 虹吸部血流速度减慢	X 侧 ICA 虹吸部血流速度减慢,建议定期复查 TCD
Vm<30cm/s,"峰形圆钝"频谱	X 侧 ICA 虹吸部峰形圆钝,达峰时间延迟,血流速度减慢	X 侧 ICA 虹吸部低钝血流,同侧 EICA 或 CCA 重度狭窄 / 闭塞可能

注:EICA:颈内动脉颅外段;ICA:颈内动脉;CCA:颈总动脉

160

（4）**大脑后动脉血流速度及血流频谱异常**：大脑后动脉血流速度及血流频谱异常的描述及检测结论见表 7-4。

表 7-4　大脑后动脉 P1/P2 段血流速度及血流频谱异常的描述及检测结论

血流速度 / 血流频谱	检测所见	检测结论
Vs=80~100cm/s 或 Vm=50~70cm/s	X 侧 PCA 血流速度增快	X 侧 PCA 血流速度增快,建议定期复查 TCD
Vs>100cm/s 或 Vm>70cm/s 不伴涡流频谱及杂音	X 侧 PCA 血流速度增快,不伴涡流频谱及杂音	X 侧 PCA 代偿性血流速度增快
Vs>100cm/s 或 Vm>70cm/s 伴涡流频谱及杂音	X 侧 PCA 血流速度明显增快,伴涡流频谱及杂音	X 侧 PCA 狭窄
Vm<30cm/s,血流频谱正常	X 侧 PCA 血流速度减慢	X 侧 PCA 血流速度减慢,建议定期复查 TCD
Vm<30cm/s,峰形圆钝频谱	双侧 PCA 峰形圆钝,达峰时间延迟,血流速度减慢	双侧 PCA 低钝血流,BA 或双侧 VA 重度狭窄 / 闭塞可能

注：PCA：大脑后动脉；BA：基底动脉；VA：椎动脉

（5）**椎动脉 V4 段血流速度及血流频谱异常**：椎动脉 V4 段血流速度及血流频谱异常的描述及检测结论见表 7-5。

（6）**基底动脉血流速度及血流频谱异常**：基底动脉血流速度及血流频谱异常的描述及检测结论见表 7-6。

（7）**颅内受检动脉血流速度普遍增快**：颅内受检动脉血流速度均有不同程度增快,建议临床寻找颅外原因（重度贫血、甲状腺功能亢进等）。

（8）**颅内受检动脉血流阻力增高**：颅内受检动脉搏动指数增高,血流频谱呈高阻力型。

表 7-5　椎动脉 V4 段血流速度及血流频谱异常的描述及检测结论

血流速度 / 血流频谱	检测所见	检测结论
Vs=80~100cm 或 Vm=50~70cm/s	X 侧 VA-V4 段血流速度增快	X 侧 VA-V4 段血流速度增快, 建议定期复查 TCD
Vs>100cm/s 或 Vm>70cm/s 伴涡流频谱及杂音	X 侧 VA-V4 段血流速度明显增快, 伴涡流频谱及杂音	X 侧 VA-V4 段狭窄
Vm<30cm/s	X 侧 VA-V4 段血流速度减慢	X 侧 VA-V4 段血流速度减慢, 建议定期复查 TCD
Vm<30cm/s, 峰形圆钝频谱	X 侧 VA-V4 段峰形圆钝, 达峰时间延迟, 血流速度减慢	X 侧 VA-V4 段低钝血流, VA 起始段重度狭窄 / 闭塞可能
Vm<30cm/s, 窃血频谱	X 侧 VA-V4 段呈 X 期窃血频谱	同侧锁骨下动脉近端重度狭窄 / 闭塞可能

注: VA-V4 段: 椎动脉 V4 段

表 7-6　基底动脉血流速度及血流频谱异常的描述及检测结论

血流速度 / 血流频谱	检测所见	检测结论
Vs=80~100cm 或 Vm=50~70cm/s	BA 血流速度增快	BA 血流速度增快, 建议定期复查 TCD
Vs>100cm/s 或 Vm>70cm/s 不伴涡流频谱及杂音	BA 血流速度增快, 不伴涡流频谱及杂音	BA 代偿性血流速度增快
Vs>100cm/s 或 Vm>70cm/s 伴涡流频谱及杂音	BA 血流速度明显增快, 伴涡流频谱及杂音	BA 狭窄
Vm<30cm/s	BA 血流速度减慢	BA 血流速度减慢, 建议定期复查 TCD
Vm<30cm/s, 峰形圆钝, PI 指数减低	BA 峰形圆钝, 达峰时间延迟, 血流速度减慢	BA 低钝血流, 双侧 VA 狭窄可能

注: BA: 基底动脉; VA: 椎动脉

3. 颅外动脉血流速度及血流频谱异常

(1) 锁骨下动脉及上肢动脉血流速度及血流频谱异常：锁骨下动脉及上肢动脉血流速度及血流频谱异常的描述及检测结论见表 7-7。

表 7-7　锁骨下动脉和上肢动脉血流速度及血流频谱异常的描述及检测结论

血流速度 / 血流频谱	检测所见	检测结论
SubA 远段血流速度减慢，PI 指数减低，频谱形态异常（与对侧同部位血流比较）	与对侧同名动脉比较，X 侧 SubA 远段血流速度及 PI 指数减低、血流频谱形态异常	X 侧 SubA 起始段中 - 重度狭窄 / 闭塞可能
肱动脉和 / 或桡动脉血流速度、PI 指数减低，频谱形态异常（与对侧同部位血流比较）	与对侧同名动脉比较，X 侧肱动脉和 / 或桡动脉血流速度及 PI 指数减低，血流频谱形态异常	X 侧 SubA 起始段中 - 重度狭窄 / 闭塞可能

注：SubA：锁骨下动脉

(2) 颈总动脉血流速度及血流频谱异常：颈总动脉血流速度及血流频谱异常的描述及检测结论见表 7-8。

表 7-8　颈总动脉血流速度及血流频谱异常的描述及检测结论

血流速度 / 血流频谱	检测所见	检测结论
血流速度增快，涡流伴杂音	X 侧 CCA 血流速度增快，伴涡流频谱及杂音	X 侧 CCA 狭窄可能
CCA 中远段血流速度减慢，PI 指数增高（与对侧同部位血流比较）	X 侧 CCA 血流速度较对侧 CCA 减低、PI 指数较对侧 CCA 增高，呈"低流速高阻力"血流频谱	同侧 ICA 起始段重度狭窄 / 闭塞可能
CCA 中远段血流速度减慢，PI 指数减低（与对侧同部位血流比较）	CCA 中远段血流速度及 PI 指数较对侧 CCA 减低，呈"低流速低阻力"血流频谱	同侧 CCA 起始部 / 头臂干重度狭窄可能

注：CCA：颈总动脉

（3）**颈内动脉颅外段血流速度及血流频谱异常**：颈内动脉颅外段血流速度及血流频谱异常的描述及检测结论见表 7-9。

表 7-9　颈内动脉颅外段血流速度及血流频谱异常的描述及检测结论

血流速度 / 血流频谱	检测所见	检测结论
血流速度增快，涡流伴杂音	X 侧 EICA 血流速度增快，伴涡流频谱及杂音	X 侧 EICA 狭窄
血流速度减慢，PI 指数减低（与对侧同名动脉血流比较）	X 侧 EICA 低流速低阻力	头臂干 / 同侧 CCA 重度狭窄 / 闭塞
血流速度减慢，PI 指数增高（与对侧同名动脉血流比较）	X 侧 EICA 低流速、阻力增高	同侧 ICA 远段重度狭窄 / 闭塞

注：EICA：颈内动脉颅外段；CCA：颈总动脉；ICA：颈内动脉

（4）**颈外动脉血流速度及血流频谱异常**：颈外动脉血流速度及血流频谱异常的描述及检测结论见表 7-10。

表 7-10　颈外动脉血流速度及血流频谱异常的描述及检测结论

血流速度 / 血流频谱	检测所见	检测结论
血流速度增快，涡流伴杂音	X 侧 ECA 起始部血流速度增快，伴涡流频谱及杂音	X 侧 ECA 起始部狭窄
血流速度增快，不伴涡流频谱，血流频谱形态正常	X 侧 ECA 起始部血流速度增快，不伴涡流频谱及杂音	代偿性增快可能
血流方向逆转，PI 指数减低	X 侧 ECA 起始部血流方向逆转（正向血流频谱）	同侧 CCA 起始段重度狭窄 / 闭塞可能

注：ECA：颈外动脉；CCA：颈总动脉

7.2　侧支循环 / 窃血评估报告

1. 颈内动脉重度狭窄 / 闭塞

（1）眼动脉发出前颈内动脉重度狭窄 / 闭塞

检测所见：

1）左侧颈内动脉起始段血流速度明显增快，伴涡流及杂音

（重度狭窄）/ 左侧颈内动脉起始段未探及血流信号（闭塞）。

2）左侧颈总动脉血流速度较对侧减慢、PI 指数较对侧增高。

3）左侧大脑中动脉 M1 段血流速度较对侧减慢，PI 指数较对侧减低，呈低钝血流频谱。

4）右侧大脑前动脉 A1 段血流速度代偿性增快，左侧大脑前动脉 A1 段血流反向。

5）左侧大脑后动脉 P1 段及基底动脉血流速度代偿性增快。

6）左侧眼动脉、滑车上动脉血流反向，血流速度略增快，PI 指数减低。

7）压迫右侧颈总动脉后，左侧大脑中动脉流速减低，左侧大脑后动脉 P1 段及基底动脉流速增快。

检测结论：

1）左侧颈内动脉起始段重度狭窄 / 闭塞。

2）前交通动脉侧支循环开放，侧支途径：RICA-RA1-ACoA-LA1-LMCA。

3）左侧后交通动脉侧支循环开放，侧支途径：BA-LP1-LPCoA-LMCA。

4）左侧眼动脉侧支循环开放；侧支途径：LECA-LOA-LICA。

5）左侧大脑后动脉 - 大脑中动脉软脑膜吻合侧支未开放。

（2）眼动脉发出后颈内动脉重度狭窄 / 闭塞

检测所见：

1）左侧颈内动脉终末段血流速度明显增快，伴涡流及杂音。

2）左侧颈总动脉、颈内动脉起始段血流速度较对侧减慢、PI 指数较对侧增高。

3）左侧大脑中动脉 M1 段血流速度较对侧减慢，PI 指数较对侧减低，呈低钝血流频谱。

4）右侧大脑前动脉 A1 段血流速度代偿性增快，左侧大脑前动脉 A1 段血流反向。

5）左侧大脑后动脉 P1 段、P2 段血流速度代偿性增快。

6）压迫右侧颈总动脉后,左侧大脑中动脉流速减低,左侧大脑后动脉 P1 段、P2 段流速增快。

检测结论:

1）左侧颈内动脉终末段重度狭窄。

2）前交通动脉侧支循环开放,侧支途径:RICA-RA1-ACoA-LA1-LMCA。

3）左侧大脑后动脉 - 大脑中动脉软脑膜吻合侧支开放,侧支途径:BA-LPCA- 软脑膜吻合支 -LMCA 供血区。

4）左侧后交通动脉侧支未开放。

2. 大脑中动脉慢性进展性闭塞

检测所见:

1）左侧大脑中动脉主干范围检出 2~3 支低平血流信号（Vs=30cm/s 左右）。

2）左侧大脑前动脉 A1 段血流速度代偿性增快。

3）左侧大脑后动脉 P1、P2 段、基底动脉血流速度代偿性增快。

4）压左侧颈总动脉,左侧大脑中动脉主干范围血流信号无变化。

检测结论:

1）左侧大脑中动脉慢性进展性闭塞。

2）左侧大脑前动脉 - 大脑中动脉软脑膜吻合侧支开放,侧支途径:LACA- 软脑膜吻合支 -LMCA 供血区。

3）左侧大脑后动脉 - 大脑中动脉软脑膜吻合侧支开放,侧支途径:BA-LPCA- 软脑膜吻合支 -LMCA 供血区。

4）左侧大脑中动脉主干范围新生血管形成可能。

3. 锁骨下动脉重度狭窄 / 闭塞

检测所见:

1）左侧锁骨下动脉远段血流频谱形态失常,舒张早期反向血流消失,血流速度较对侧同名动脉减慢,搏动指数减低。

2）左侧肱动脉、桡动脉血流速度较对侧同名动脉明显减慢,搏动指数减低,血流频谱呈土丘样。

3）左侧椎动脉 V4 段呈 Ⅱ 期窃血频谱（收缩期反向）,右侧椎动脉 V4 段血流速度代偿性增快。

4）束臂试验阳性。

检测结论:

1）左侧锁骨下动脉重度狭窄 / 闭塞。

2）左侧锁骨下动脉窃血:窃血程度 Ⅱ 期,窃血途径:RVA-LVA-LSubA。

4. 颈总动脉重度狭窄 / 闭塞

检测所见:

1）左侧颈总动脉起始部未能探及典型的狭窄血流信号,颈总动脉干为低钝血流频谱（狭窄）;颈总动脉干未探及到血流信号（闭塞）。

2）左侧颈内动脉起始段、虹吸段、终末段和大脑中动脉血流速度较对侧同名动脉减慢,搏动指数减低,呈低钝血流频谱。

3）左侧颈外动脉血流反向,血流速度代偿性增快,PI 指数减低。

4）右侧大脑前动脉 A1 段血流速度代偿性增快,左侧大脑前动脉 A1 段血流反向。

5）左侧枕动脉血流反向,血流频谱颅内化。

6）压迫右侧颈总动脉,左侧大脑中动脉流速减低。

检测结论:

1）左侧颈总动脉起始段重度狭窄 / 闭塞。

2）左侧颈内动脉窃血,窃血途径:LOcA-ECA-ICA。

3）前交通动脉侧支循环开放,侧支途径:RICA-RA1-ACoA-LA1-LMCA。

4）左侧后交通动脉侧支、左侧大脑后动脉 - 大脑中动脉软脑膜吻合侧支未开放。

7.3　TCD 试验报告

1. 发泡试验

检测所见：

1）监测左侧大脑中动脉，降低增益，血流频谱轮廓显示清晰。

2）共进行两次试验：第一次注射激活的微泡造影剂，未见微气泡信号；第二次注射激活的微泡造影剂后嘱患者行 Valsalva 动作，2 秒后出现微气泡信号，共监测到 28 个微气泡信号，持续约 12 秒。

检测结论：

发泡试验阳性，提示右向左大量分流，建议进一步行经食管超声检查。

2. 脑血管舒缩反应性试验

检测所见：

1）监测双侧大脑中动脉 M1 段：左侧大脑中动脉呈低钝血流，右侧大脑中动脉血流速度及频谱形态未见异常。

2）左侧大脑中动脉屏气指数 0.52，右侧大脑中动脉屏气指数 0.89。

检测结论：

左侧脑血管储备功能受损。

7.4 TCD 监测报告

1. 微栓子监测

(1) 左侧颈内动脉起始段重度狭窄
监测所见:

监测双侧大脑中动脉,30 分钟内在左侧大脑中动脉监测到 10 个微栓子信号,M- 模均呈现有斜度的高强度轨迹。右侧大脑中动脉未见微栓子信号。

监测结论:

左侧大脑中动脉微栓子监测阳性,微栓子可能来源于左侧颈内动脉。

(2) 左侧大脑中动脉近段重度狭窄
监测所见:

监测双侧大脑中动脉 M2-M1 段,深度 30~50mm,30 分钟内左侧大脑中动脉监测到 6 个微栓子信号,M- 模均呈现有斜度的高强度轨迹。右侧大脑中动脉未见微栓子信号。

监测结论:

左侧大脑中动脉微栓子监测阳性,微栓子可能来源于左侧大脑中动脉。

(3) 心房纤颤
监测所见:

监测双侧大脑中动脉,30 分钟内左侧大脑中动脉监测到 15 个微栓子信号,右侧大脑中动脉监测到 10 个微栓子信号,M- 模均呈现有斜度的高强度轨迹。

监测结论:

双侧大脑中动脉微栓子监测阳性,微栓子可能来源于心脏。

2. 脑血管痉挛监测

(1) SAH 后 18 小时 TCD 监测

监测所见：

前循环及后循环受检动脉血流速度、搏动指数未见异常。

监测结论：

SHA 后 18 小时 TCD 监测受检动脉血流速度未见异常。

(2) SAH 后 4 天 TCD 监测

监测所见：

左侧大脑中动脉 Vm 较上一次监测增快 >20cm/s，Vm 达 100cm/s，Lindegaard 指数为 2。

监测结论：

SAH 后第 4 天 LMCA 血流速度增快，建议每日 1 次 TCD 监测。

(3) SAH 后 6 天 TCD 监测

监测所见：

左侧大脑中动脉血流速度明显增快，Vm 达 120cm/s，Lindegaard 指数为 3。

监测结论：

符合脑血管痉挛血流改变。

(4) SAH 后 8 天 TCD 监测

监测所见：

双侧大脑中动脉血流速度明显增快，Vm 可达 220cm/s、Lindegaard 指数为 6。

监测结论：

符合重度脑血管痉挛血流改变。

3. 脑血流循环停止监测

(1) 首次 TCD 监测

监测所见：

颅内前循环及后循环受检动脉血流频谱均呈"高阻力型"，血流速度减慢。

　　监测结论:颅内受检动脉血管阻力增高,血流速度减慢。

　　(2) 第二次 TCD 监测

　　监测所见:

　　颅内前循环及后循环受检动脉血流频谱均呈"振荡波型",舒张期血流反向,DFI 为 0.7。

　　监测结论:脑血流循环停止血流改变(震荡波)。

　　(3) 第三次 TCD 监测

　　监测所见:

　　颅内前循环及后循环受检动脉血流频谱均呈"钉子波形",收缩峰尖小,舒张期血流消失。

　　监测结论:脑血流循环停止血流改变(钉子波)。

　　4. 溶栓监测

　　(1) 急性缺血性卒中后 1 小时急诊 TCD 监测

　　监测所见:

　　1) 左侧大脑中动脉 8 深度、M- 模血流检测(深度范围 30~65mm)。

　　2) 大脑中动脉 M2~M1 段区域(深度 30~60mm)未检出血流信号(TIBI 分级为 0 级),左侧大脑中动脉起始段(深度 65mm)可见微小血流信号(TIBI 分级为 1 级)。

　　3) 右侧大脑中动脉 M1 段血流正常。

　　监测结论:左侧大脑中动脉近端闭塞

　　(2) TCD+rt-PA 静脉溶栓

　　监测所见:

　　1) 监测左侧大脑中动脉 M2~M1 段区域(深度 30~60mm)。

　　2) 静脉注入 rt-PA。

　　3) 15 分钟后监测区域突然出现狭窄血流信号(TIBI 分级为 4 级),28 分钟时出现正常血流信号(TIBI 分级为 5 级),但平均血流速度较对侧减低 20%，频谱形态较对侧无差异。

监测结论：

TCD+rt-PA 溶栓后 30 分钟内，左侧大脑中动脉完全再通。

5. 颈动脉内膜剥脱术监测

（1）术中监测所见：

1）监测动脉：左侧大脑中动脉 M1 段（深度 55mm）。

2）麻醉后基线血流速度 Vs 为 65cm/s，未见微栓子信号。

3）试验性夹闭颈动脉时，Vs 下降 61%，建议放置分流管。

4）分流管放置成功，未见微栓子信号及过度灌注血流表现。

5）释放期瞬间血流速度较基线值增加 50%，持续 10 秒后恢复至对侧大脑中动脉流速，呈基本对称水平，此期监测到 5 个微栓子信号。

6）缝合时左侧大脑中动脉 PI 指数较术前增高，频谱形态及血流速度恢复正常。

监测结论：

术中未发生低灌注及过度灌注，释放期监测到 5 个微栓子信号。

（2）术后监测所见：

术后左侧大脑中动脉血流速度与右侧比较无明显差异，PI 指数较术前明显增高，血流频谱恢复正常。

监测结论：

术后未发生过度灌注及再闭塞。

6. 颈动脉支架成形术监测

（1）术中监测所见：

1）监测动脉：左侧大脑中动脉 M1 段（深度 55mm）。

2）基线血流速度 Vs 为 65cm/s。

3）血管造影时，监测出 >25 个气体栓子信号。

4）支架置入时监测到 3 个微栓子信号。

5）预扩张和后扩张球囊加压阻断血流时,血流速度较基线值明显下降,持续约 6 秒后恢复;球囊放气时,血流速度即刻增加至基线值的 2 倍,10 秒后下降。

监测结论:

术中未发生低灌注及过度灌注,血管造影时监测到大量气体栓子信号,支架置入时监测到 3 个微栓子信号。

(2) 术后监测所见:

术后左侧大脑中动脉血流速度与右侧比较无明显差异,PI 指数较术前明显增高,血流频谱恢复正常。

监测结论:

术后未发生过度灌注及再闭塞。

(黄艾华　张雄伟)

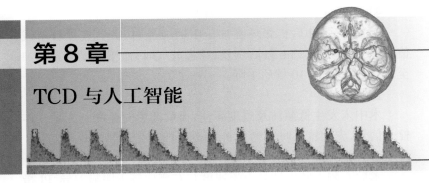

第8章

TCD 与人工智能

TCD 在国内临床应用的状况不容乐观,国内著名神经病学、脑血管病专家王拥军教授在《正本清源,回归血管》一文中惊呼:"TCD 技术被错误使用和误解的状况已经到了不能容忍的地步,使用标准和资质认证的缺乏把这项脑血管病临床最好的帮手推到了毁灭的边缘。"因此,如何将 TCD 技术在临床上应用好,是 TCD 专业工作者和工程技术人员面临的严峻挑战。

TCD 的操作、分析诊断和结论是比较复杂的。因为 TCD 与血管影像学检查不同,血管影像学检查(MRA、CTA、DSA)的分析和诊断是"看"出来的,而 TCD 是依据血流动力学原理,采用血流频谱多普勒超声,没有二维超声,也就是所谓的"盲检技术"。诊断者必须亲自动手操作,一边检查、一边识别检测到的血流频谱并同时进行分析,检查结束的同时结论也必须出来,所以说"TCD 的结论是做出来而不是看出来的"。因此,一名合格的 TCD 操作者首先要掌握四门基础知识:①脑动脉解剖学;②脑动脉血流动力学;③脑血管病的病理生理学;④血管影像学。没有扎实的基本功就上机操作和诊断必将会影响检测的准确性和分析报告的正确性。

8.1　智能医疗

近年来,将人工智能(artificial intelligence, AI)成功地应用于医学诊断的案例有很多,例如 IBM 已将 Watson 训练为一位癌症专家,Watson 可以在几分钟内完成人工基因测序分析及癌症诊断,比人工检测效率提高 30 倍以上,诊断准确率达到 80%。人工智能在医疗上的成功应用,实现了将稀缺的专家资源向基层医疗的传送,并可以提高诊断的效率,将人工智能与 TCD 技术相结合是 TCD 未来发展的趋势。

鉴于国内 TCD 临床应用现状及 TCD 操作、分析和诊断的复杂性,为使各专业临床医生和基层 TCD 专业工作者更快、更好、更规范地掌握 TCD 技术,国内一些 TCD 专家和工程技术人员将人工智能应用于 TCD 技术,设计了辅助 TCD 检查的"专家智能辅助诊断系统(EIA)",见图 8-1。EIA 系统研发的宗旨是"帮 TCD 初学者入门,助有基础者提高"。

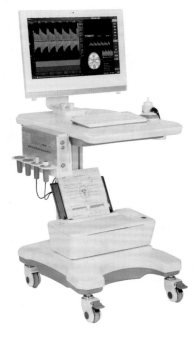

图 8-1　TCD 专家智能辅助诊断系统

8.2　专家智能辅助诊断系统设计

EIA 系统的检查、分析及诊断依据来源于美国神经影像学学会实践指南委员会及国际神经超声组织的成员一起制定的《经颅多普勒超声操作标准:第一部分 - 检查方法》、《中国脑血管超声临床应用指南》及国内多位 TCD 临床专家的诊断经验。EIA 系统的临床资料、血管影像、TCD 血流参数及血流频谱等数据均来源于中国人民解放军火箭军总医院、首都医科大学附属北京天坛医院、北京世纪坛医院、吉林大学第一附属医院、西安交通大学第二附属医院、武汉大学人民医院、南华大学附属第一医院、新疆维吾尔自治区人民医院等 30 余位专家所提供的大量典型病例,工程师将其用于深度学习,训练出 EIA 系统,见图 8-2。

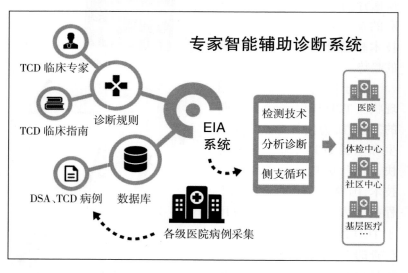

图 8-2　EIA 系统结构框图

　　EIA 系统采用人工智能前沿的深度学习技术,建立包含大量经过国内多位 TCD 专家分类标定的血流参数及血流频谱数据库,用该数据库来训练 EIA 系统,最终实现对 TCD 血流参数及血流频谱的自动识别及分析。

实现 EIA 系统需要解决两个模块的问题,分别是感知和推理,对应的人工智能实现方法是大数据与深度学习技术。感知与推理模块结构,见图 8-3。

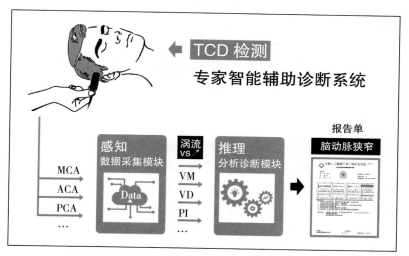

图 8-3　EIA 系统感知推理结构图

1. 感知

感知模块相当于临床操作医生的眼睛和耳朵,用来获取血流频谱上的所有信息,包括血流参数、血流方向、搏动指数、频谱特征等,并将获取到的信息标记在每根血管上,给后面的推理模块提供依据。

2. 推理

推理模块相当于临床操作医生的大脑,根据每支血管的血流特征"判断"并推理 TCD 诊断结论。

EIA 系统采用深度学习技术,建立包含有 DSA、CTA、MRA 等影像学检查确诊的完整 TCD 病例数据库,并用该数据库来训练

EIA 系统的推理模块,输出一套近似 TCD 临床专家准确的诊断规则。

EIA 系统辅助 TCD 操作者规范化完成脑动脉检测、分析诊断及侧支循环评估。EIA 系统让操作者感觉到"动脉解剖及血管影像就在眼前""TCD 专家就在身边""指南就在手中"。

8.3 专家智能辅助诊断系统的临床应用

1. 检测技术

以 2007 年美国神经影像学学会实践指南委员会及国际神经超声组织的成员一起制定的《经颅多普勒超声操作标准:第一部分 - 检查方法》为基础,并结合国内常规 TCD 检测的目的,该系统适用于 TCD 初学者和尚未完全掌握动脉检测技术者。

该系统具有 9 支颅内动脉和 13 支颅外及上肢动脉检测的实时帮助功能,见图 8-4、图 8-5。随受检动脉名称的不同或点击血管影像图上的某支动脉即自动显示该动脉检测的超声窗、探头角

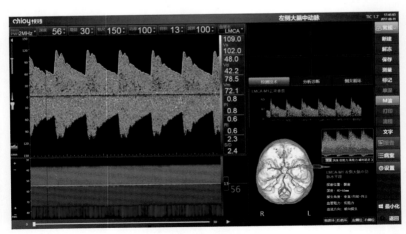

图 8-4 颅内动脉检测

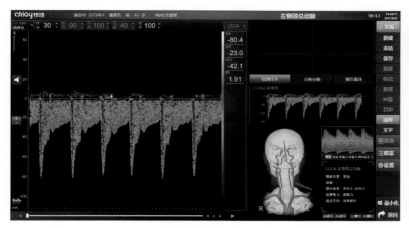

图 8-5　颅外动脉检测

度、取样深度、血流方向、血管阻力及颅内动脉平均流速参考值。

2. 分析诊断

依据 2016 年《中国脑血管超声临床应用指南》,对年龄 >40 岁、颅内动脉狭窄 >50% 患者的血流速度临界值和诊断值实时进行分析和提示。颅内动脉包括:大脑中动脉、大脑前动脉、大脑后动脉、颈内动脉虹吸部、椎动脉及基底动脉。辅助分析血流速度减慢、血管阻力及血流频谱;辅助分析并提示涡流信号;辅助分析脑动静脉畸形血流改变。见图 8-6。

3. 侧支循环 / 窃血评估

对脑供血动脉重度狭窄或闭塞患者,可评估前交通动脉侧支、后交通动脉侧支、眼动脉侧支、大脑前动脉 - 大脑中动脉软脑膜侧支、大脑后动脉 - 大脑中动脉软脑膜侧支、颈内动脉窃血、锁骨下动脉窃血;对颈内动脉轻至中度狭窄患者,可评估潜在的前交通动脉侧支和后交通动脉侧支存在情况。

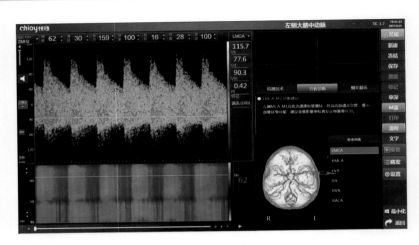

图 8-6　分析诊断

　　具有锁骨下动脉、颈总动脉、颈内动脉、大脑中动脉重度狭窄或闭塞的侧支循环或窃血评估引导功能以及潜在一级侧支的评估功能;具有 6 种侧支循环 / 窃血的自动识别、报警功能;具有侧支循环途径血管解剖学显示功能,见图 8-7。

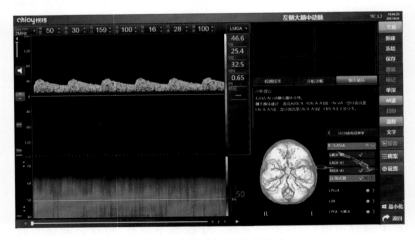

图 8-7　侧支循环 - 窃血评估

虽然 EIA 系统还受优质病例数量的限制,亟待临床使用过程中逐步优化和完善,但这必将对未来 TCD 技术的发展和专业水平的提高起到重大作用。

（徐亮禹　张雄伟）

中英文名词对照

B

屏气指数（breath-holding index，BHI）
搏动指数（pulsitility index，PI）

C

超声捷径方案（fast-track insonation protocol）
迟发性缺血性神经功能障碍（delayed ischemic neurologic deficits，DIND）

D

大脑后动脉（posterior cerebral artery，PCA）
大脑前动脉（anterior cerebral artery，ACA）
大脑中动脉（middle cerebral artery，MCA）
短时程高强度信号（high-intensity transient signals，HITS）
对比增强经颅多普勒（contrast transcranial Doppler，c-TCD）

G

功能性经颅多普勒超声（functional transcranial Doppler sonography，fTCD）
肱动脉（brachial artery，BrA）
过度灌注（hyperperfusion）

H

后交通动脉（posterior communicating artery，PCoA）
滑车上动脉（supratrochlear artery，StrA）

J

基底动脉（basilar artery，BA）
甲状颈干（thyrocervical trunk，TT）

尖小收缩波（small systolic spike，SSS）

经颅多普勒发泡试验（transcranial Doppler bubble test，TCDBT）

经颅多普勒微气泡试验（transcranial Doppler microbubble test，TCDMT）

颈动脉内膜剥脱术（carotid endarteretomy，CEA）

颈动脉支架成形术（carotid artery stenting，CAS）

颈内动脉（internal carotid artery，ICA）

颈内动脉颅外段（external internal carotid artery，EICA）

颈内动脉终末段（terminal internal carotid artery，TICA）

颈深动脉（deep cervical artery，DCA）

颈升动脉（ascending cervical artery，ACA）

颈外动脉（external carotid artery，ECA）

颈总动脉（common carotid artery，CCA）

颈总动脉压迫试验（compress CCA test）

L

Lindegaard 指数（Lindegaard index，LI）

肋颈干（costocervical trunk，CcT）

M

M- 模（power motion mode Doppler，PMD）

N

脑血管反应性（cerebral vascular reactivity，CVR）

脑血管痉挛（cerebrovascular spasm，CVS）

颞浅动脉（superficial temporalis artery，STA）

P

平均血流速度（mean velocity，Vm）

Q

前交通动脉（anterior communicating artery，ACoA）

强度信号（high-intensity transient signals，HITS）

缺血性脑卒中溶栓（thrombolysis in brain ischemia，TIBI）

R

桡动脉（radial artery，RA）

人工智能（artificial intelligence，AI）

S

收缩期峰值血流速度（systolic velocity，Vs）
舒张期血流速度（diastolic velocity，Vd）
双向振荡血流（reverberating flow，RF）
锁骨下动脉（subclavian artery，SubA）

V

Valsalva 动作（Valsalva Manoeuvre，VM）

W

微栓子信号（microembolic signal，MES）

X

小脑后下动脉（posterior inferior cerebella　artery，PICA）
小脑前下动脉（anterior inferior cerebellar artery，AICA）
小脑上动脉（superior cerebellar artery，SCA）
血管舒缩反应性（vasomotor reactivity，VMR）
血流方向指数（direction of flowing index，DFI）
血流信号消失（absent flow signals，AFS）

Y

延髓背外侧综合征（Wallenberg's syndrome）
延髓被盖综合征（Babinski-Nageotte's syndrome）
延髓旁正中综合征（Dejerine's syndrome）
眼动脉（ophthalmic artery，OA）

Z

枕动脉（occipital artery，OcA）
蛛网膜下腔出血（subarachnoid hemorrhage，SAH）
椎动脉（vertebral artery，VA）
椎动脉脊椎外段（atlas segment of vertebral artery，VAatlas）
椎动脉起始段（proximal segment of vertebral，VApro）
组织型纤溶酶原激活剂（recombinant tissue-type plasminogen activator，rt-PA）

48